Jeanete Herzberg

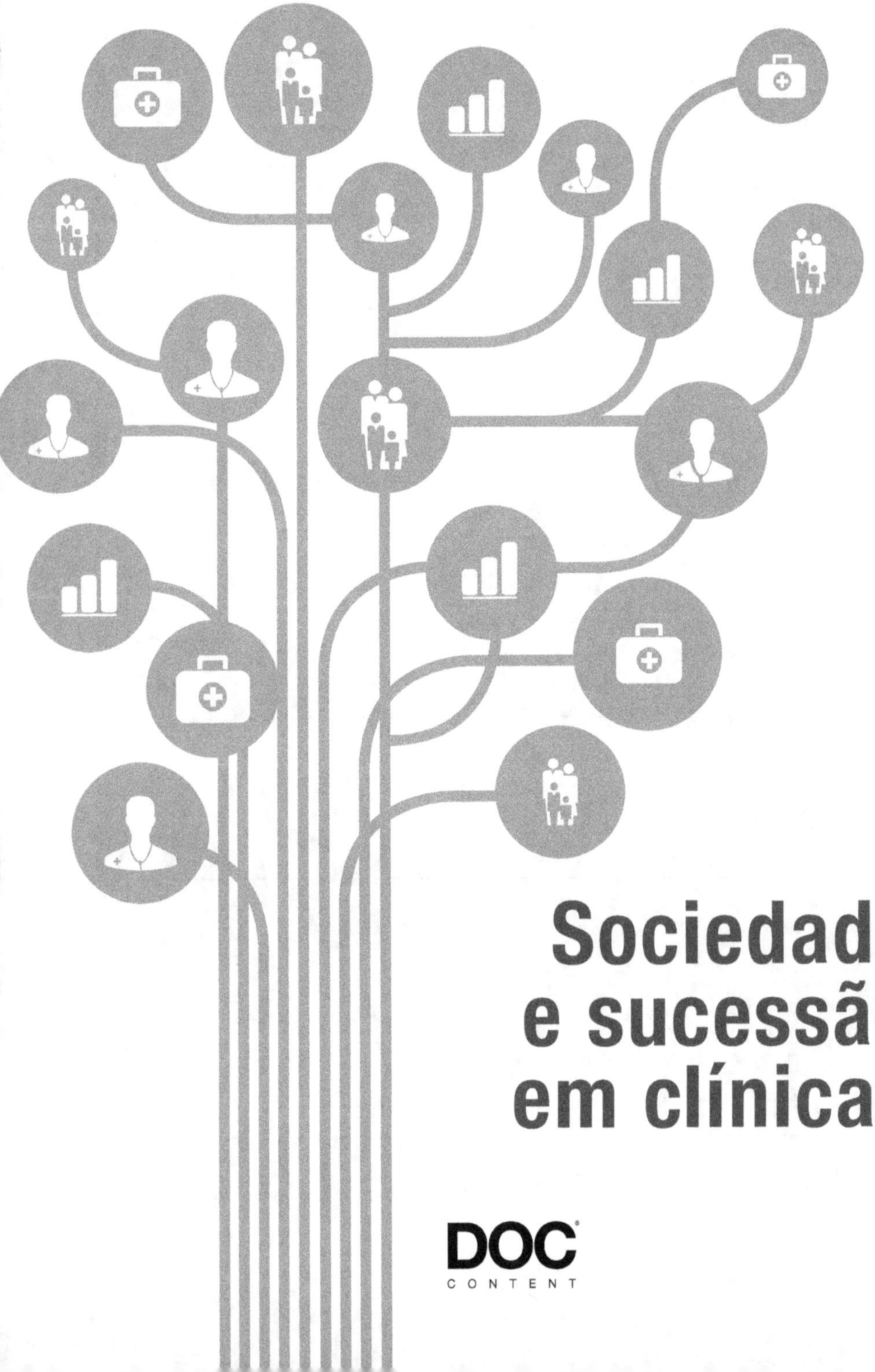

Sociedade e sucessão em clínicas

DOC
CONTENT

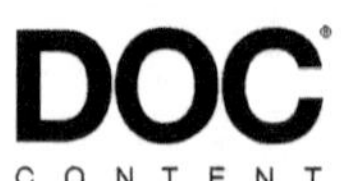

SP Av. Santa Catarina, 1.521 - Sala 308 - Vila Mascote - SP - (11) 2539-8878
RJ Estrada do Bananal, 56 - Jacarepaguá - Rio de Janeiro - RJ - (21) 2425-8878
USA 12620 Beach Boulevard, Suite 3-207 - Jacksonville, Flórida 32246 - 1 (904) 571-3743
www.universodoc.com.br | atendimento@doccontent.com.br

Diretor
Renato Gregório

Diretor digital
Marconde Miranda

Gerente editorial
Bruno Aires

Editor
Marcello Manes (MTB 31949-RJ)

Gerente comercial
Karina Maganhini

Gerente de Marketing
Valeska Vidal

Coordenador editorial
Mariana Moreira

Assistente editorial
Carla Dawidman

Revisor
Adriano Bastos e Leonardo de Paula

Coordenadora de design gráfico
Danielle V. Cardoso

Capa
Gabriel Arcanjo

Diagramação
Gabriel Arcanjo e Monica Mendes

Gerentes de relacionamento
Beatriz Piva, Camila Kuwahara, Elis Satomi, Juliana Cunha, Sâmya Nascimento e Selma Brandespim

Coordenadoras administrativas
Cintia Vasconcelos e Thamires Cardoso

Produção gráfica
Cleo Carvalho e Pedro Henrique Soares

Herzberg, Jeanete.
Sociedade e sucessão em clínicas / Jeanete Herzberg - Rio de Janeiro: DOC Cotent, 2015. 1ª edição - 128 p.

ISBN 978-85-8400-007-4

1. Sociedade e sucessão em clínicas. I. Herzberg, Jeanete.

CDD-658.401.2

Dedico este livro a duas pessoas que não tiveram um papel diretamente relacionado à obra, mas que contribuíram, e muito, com o que sou hoje e, portanto, permearam todo meu trabalho: meu pai, Hans Herzberg, empreendedor
nato, com quem tanto aprendi, e Sylvana Hemsi, amiga que compartilhou
tanto da vida comigo.

Agradecimentos

São muitos os agradecimentos, pela sorte que tenho de conviver com tantas pessoas especiais.

Começo agradecendo ao Dr. Jaime Roizenblatt, por acreditar em minha capacidade para abordar um tema difícil e pouco difundido no Brasil e ainda trazer alguma contribuição aos médicos e suas clínicas. Obrigada por todos os papos formais e informais, dicas, orientações sobre o ambiente dos médicos e das clínicas e, obviamente, pelo tempo, paciência e dedicação ao escrever o prefácio deste livro!

Ao Dr. João Paulo Tardivo, meu agradecimento pelas explicações, respostas, esclarecimentos, audição dos problemas, pela leitura antecipada e comentários sobre o livro, além do prazer de sua amizade.

À professora e amiga Martha Savastano, o meu muito obrigada pela confiança, dedicação, apoio e paciência ao longo desses anos, desde que resgatamos nosso contato.

Edison Fernandes, nossas conversas, discussões, visitas a clientes sempre foram muito divertidas! Muitas de suas contribuições foram incorporadas nesse trabalho. Obrigada!

Agradeço ao João Grande e ao Matheus Bueno de Oliveira, ambos advogados, que me conheceram há pouco, mas já me esclareceram inúmeras dúvidas jurídicas.

À Carla Dawidman, meu agradecimento pela forma como conduziu o processo de escrita e a estruturação do livro. Sem sua ajuda, ele jamais teria ficado pronto!

Também agradeço a todos os profissionais parceiros com quem tive a oportunidade de trabalhar, por tudo o que aprendi com eles nas mais diversas situações. Na posição de cliente ou de parceira, sempre pude contar com opiniões, conteúdo e apoio, que foram essenciais nas mais importantes decisões de minha vida.

Pelo enriquecimento de minha experiência na área médica, agradeço a todos os clientes que trazem grandes desafios profissionais e me impulsionam com seus problemas únicos e singulares.

À DOC Content, meu agradecimento pelo convite e oportunidade de escrever este livro e, assim, contribuir com a classe médica na administração de suas clínicas e consultórios.

Aos meus amigos, desde os mais recentes até os de longa data, quero agradecer pelo carinho e apoio que sempre me dedicaram.

A minha sobrinha, Ilana Herzberg, pelo suporte na criação das imagens e nas sugestões de texto, um agradecimento especial.

Por último, mas não menos importante, agradeço o carinho e o apoio incondicional da minha família.

A autora

Prefácio

Tudo começou com uma observação, em um bate-papo informal: *Jeanete, vejo um erro de percepção aqui no Brasil. Os médicos, quando envelhecem ou param de trabalhar, simplesmente relevam o fato de que eles têm um patrimônio nas mãos, construído, geralmente, ao longo de várias décadas.* Esse patrimônio é seu próprio consultório ou clínica. Em outros países, quando um médico planeja se aposentar, ele faz uma "transmissão programada": em um período variável de alguns anos, vai apresentando seus pacientes ao novo profissional que ficará responsável por eles e pelo consultório. Em geral, isso se reverte em uma compensação financeira que irá contribuir com a aposentadoria do profissional que se retira do mercado.

Aparentemente, esse foi o estopim para que Jeanete Herzberg, administradora formada há mais de 30 anos em uma das melhores escolas de administração do país, com larga experiência pessoal em processos administrativos envolvendo empresas societárias, se interessasse pelo desafio e pelo nicho das clínicas, consultórios, hospitais e sociedades médicas. A partir daí, ela não parou de estudar o tema, frequentando congressos no exterior e no Brasil, ministrando aulas e palestras, gerenciando clínicas, prestando consultorias em situações difíceis, enfim, tornando-se uma das profissionais mais requisitadas no Brasil quando o assunto é administração de clínicas e sociedades médicas.

O médico, em geral, tem uma lacuna em sua formação universitária: se gradua nas faculdades de Medicina sem saber quase nada sobre os processos administrativos de uma clínica. Muitas vezes, aprende à custa de tentativas e erros e esquece que os administradores especializados podem ajudá-lo nessas horas.

Embora nada substitua a presença pessoal do administrador competente em um momento desses, este livro serve de introdução e guia ao tema. Jeanete Herzberg discorre com profissionalismo sobre os temas e desafios que os médicos e as sociedades médicas enfrentam, com frequência, em seu dia a dia. É, portanto, uma fonte obrigatória de informações para todos os médicos, desde aquele que acaba de se graduar até o profissional que está prestes a se aposentar e transferir sua clínica.

Ótima leitura!

Jaime Roizenblatt

Postdoctoral fellow no Jules Stein Eye Institute, UCLA School of Medicine (Estados Unidos); médico assistente voluntário da Clínica Oftalmológica do Hospital das Clínicas da USP; membro da American Academy of Ophthalmology International; especialista em Oftalmologia pela AMB.

Sumário

Prólogo

Como cheguei até aqui

G raduei-me em Administração de Empresas na Escola de Administração de Empresas de São Paulo da Fundação Getúlio Vargas (FGV) em 1980. Fui efetivada na empresa da minha família, onde atuava com meu pai e meu irmão. Fabricávamos conectores elétricos e nosso mercado-alvo se constituía de concessionárias de energia elétrica por todo o país.

Em 1987, logo após o falecimento do meu pai, e vislumbrando dificuldades na economia do país e redução dos investimentos governamentais no setor elétrico, percebemos que a empresa não teria condições de sustentar as duas famílias dos sócios originais. Assim, aos 27 anos de idade, estava diante de minha primeira experiência em assuntos societários.

Negociações que duraram cerca de seis meses resultaram na separação amigável dos sócios, sendo que a nós caberia a continuação da operação da empresa e aquisição de suas ações.

A fábrica mudou-se de uma sede de oito mil metros quadrados para uma de quatro mil metros quadrados e sentimos verdadeiramente o que significava o termo **risco** nos negócios. Entre a mudança de máquinas e equipamentos, racionalização de processos, redução de custos operacionais, o piso que cedeu em uma das áreas que abrigaria o setor da fundição e outros percalços, conseguimos retomar a produção e o faturamento desejados, mantendo duramente o fluxo de caixa positivo.

Após um ano, fomos procurados por uma empresa do setor privado (não concessionária pública), uma antiga cliente em algumas linhas de produtos, que desejava adquirir a nossa empresa para agregar valor aos seus produtos. Novamente, foram negociações intensas até que efetivamos a venda, com pagamento parcelado em dois anos e transferência gradual das ações para os novos controladores e nossa presença, como executivos, até o final desse período. Por causa da situação do mercado e outros fatores, a empresa adquirente solicitou concordata um ano após a transação.

Estávamos novamente com o risco total do nosso empreendimento. Nossas opções eram: esperar um ano para que os pagamentos das ações fossem iniciados novamente ou retomar à empresa e continuar nosso caminho sozinhos. Como se tratava de boa parte do nosso patrimônio, o conselho familiar – formado por minha mãe, meu irmão, minha irmã e eu – optou pelo que consideramos o menor risco: assumir a empresa novamente.

Meses mais tarde, fomos abordados, desta feita, por uma empresa multinacional, nossa fornecedora de matéria-prima, visando a algum tipo de relacionamento operacional. Foi feito um contrato de risco em que todos os ativos foram transferidos para a empresa interessada e nós continuaríamos a operação em conjunto, supostamente usando as facilidades comerciais da compradora e ainda dividiríamos os lucros.

O grande aprendizado foi constatarmos que a forma de trabalho, tamanho e importância de contratos e fornecimentos eram completamente diferentes para as partes dessa sociedade devido à participação que havíamos estabelecido. O conceito de risco para quem detém um negócio que representa boa parte de seu patrimônio é radicalmente diferente do que para executivos de grandes empresas. Com a insatisfação das partes, poucos anos depois, o negócio foi encerrado com a aquisição dos ativos tangíveis, marcas, patentes e nome pela multinacional, enquanto nós nos retiramos do negócio.

Naquela época, desenvolvemos uma consultoria em economia de energia para empresas e comércio. Admitimos um sócio que complementava nossos serviços. Depois de alguns anos, os conceitos que baseavam esse entendimento se alteraram e o convívio dos sócios ficou prejudicado até que, após muitas discussões, propostas e conflitos, conseguimos uma separação amigável.

Por causa de todas as experiências vividas, fomos chamados a ajudar em algumas situações de separação de sócios, buscando a racionalidade, o embasamento numérico para as transações e a lucidez de quem não está envolvido emocionalmente no processo.

Em cada situação mencionada acima, aprendemos a valorizar a ajuda de profissionais como advogados, contadores e especialistas no assunto, além da contribuição dos familiares e amigos. Todos eles nos auxiliaram a entender as situações, apontaram caminhos, nos fizeram perguntas importantes e contribuíram de forma significativa nas decisões.

No entanto, por mais que tenhamos contado com todos esses valorosos suportes a cada processo, ficava muito claro que os riscos e as consequências eram nossos, individual e coletivamente para a nossa família. As decisões eram nossas, os resultados foram nossos, tenham eles sido positivos ou negativos. **Só quem assume os riscos possui a real dimensão individual do que isso representa.**

Escrever este livro significa, para mim, compartilhar um pouco dessas experiências e tentar apontar possíveis alternativas para aqueles que fazem ou farão parte de sociedades, além de ser uma oportunidade ímpar de reconhecer o apoio de todos os que estiveram ao nosso lado nessa caminhada societária.

Introdução

O dicionário Michaelis[1] traz como uma das definições de sociedade: "Contrato consensual, em que duas ou mais pessoas convencionam combinar os seus esforços, ou recursos, no intuito de conseguir um fim comum".

Cada parte desse conceito merece uma consideração e explica, de certa forma, as dificuldades intrínsecas em uma sociedade, inclusive nas clínicas ou consultórios médicos.

Começaremos pelo "contrato consensual", isto é, deveria existir um consenso acerca de valores, princípios, condutas e objetivos entre aqueles que desejam fazer parte de uma sociedade "... em que duas ou mais pessoas convencionam combinar os seus esforços, ou recursos...". Continuamos a questionar, tentando entender quais são esses esforços, os recursos, em que tamanho, tempo, a quem pretencem e em que condições. E, ao final, temos "... no intuito de conseguir um fim comum". É preciso determinar esse fim comum, em que tempo e com que envolvimento.

Uma frase composta por duas linhas, que define um termo tão conhecido, traz tantas dúvidas e, ao mesmo tempo, ilustra exatamente as dificuldades, conflitos e desafios a que qualquer sociedade está exposta.

No caso específico das clínicas e consultórios médicos, temos uma situação ainda mais contundente, pois é comum que os sócios também sejam os principais prestadores de serviços ao negócio, atendendo seus pacientes, realizando consultas, exames, procedimentos ou cirurgias.

A criação das sociedades acontece quando existe a confluência de interesses dos sócios que a compõem. A evolução de uma sociedade ocorre paralelamente à vida pessoal de seus sócios e situações que podem levar a caminhos diferentes fazem com que as premissas iniciais, de quando os profissionais se uniram, deixem de existir.

Inúmeros problemas já foram vividos em todos os tipos de sociedades e, por isso, existem muitos caminhos a fim de evitar uma grande parte deles. Um dos assuntos tratados neste livro será relativo aos papéis de sócio, de médico e de gestor no negócio, muitas vezes concentrados em uma só pessoa. São óticas diferentes e que merecem consideração para que as decisões a serem tomadas para o negócio sejam feitas de maneira mais coerente quanto à busca dos resultados e da administração da clínica ou consultório.

Outro tema importante é o processo de tomada de decisão. Ao longo do tempo, decisões estratégicas se fazem necessárias e, se não houver clareza de como elas podem e devem ser tomadas, seguramente haverá conflitos e impasses que irão prejudicar o andamento dos negócios e, como consequência, de seus resultados.

Como a sociedade pressupõe mais de uma pessoa colocando seu patrimônio em risco, determinar os próximos passos depende de uma integração muito estreita entre os sócios e, para tanto, é fundamental o respeito às características de cada um, sem perder o foco do bem maior da sociedade.

Pouco abordada até agora, a sucessão é uma questão de grande relevância para a vida das clínicas e consultórios. O que fazer quando o sócio pensa em reduzir sua carga de trabalho ou até mesmo parar de atuar? Como valorizar esse patrimônio construído ao longo dos anos?

A motivação para escrever este livro se origina da percepção de como esses problemas foram e são encarados por meus clientes de clínicas e consultórios. A dificuldade em compreender aquilo que faz parte da objetividade de um negócio em contraposição às prioridades pessoais em negociações com sócios, as necessidades de cada um em momentos de mudanças e, ainda, a falta de preparo nas escolas de graduação em Medicina e outras áreas da Saúde para se enfrentar a administração de negócios – especificamente a estruturação das sociedades – é um grande incentivo para mim, no que tange a oferecer soluções factíveis e eficazes nessa área.

Sociedade e sucessão em clínicas busca explorar os mais diversos aspectos da sociedade com o intuito de chamar a atenção dos leitores para o que já foi vivenciado em clínicas e consultórios médicos e, especialmente, para as alternativas possíveis para evitar os problemas mais comuns nesse ramo de atividade.

Jeanete Herzberg

Capítulo 1

Como e por que nascem as sociedades?

Por que existem sociedades e como elas se formam, especialmente nas clínicas e consultórios médicos?

A situação mais frequente que encontro é de colegas de faculdade que se tornam amigos, conversam sobre a profissão, descobrem afinidades, acreditam nos mesmos valores morais, possuem uma visão similar do mundo e decidem se aventurar, abrindo uma clínica em conjunto.

No início, a dedicação é total para o sucesso do negócio, sem muita preocupação em definir regras de convívio ou parâmetros que guiarão a condução do negócio. Muitas vezes, ocorre a divisão das despesas e receitas de maneira paritária e, assim, começa a história da clínica.

Outra situação bem comum é a entrada dos filhos ou parentes dos sócios que seguem a carreira de Medicina. Inicialmente, veem o negócio como um lugar para a prática da profissão e, posteriormente, contribuem para a continuidade da clínica.

Também existem os casos em que sócios entram em clínicas já estabelecidas. Às vezes, há a busca de um sócio para investir em novas tecnologias, ampliação do escopo de atendimento da clínica, adicionando profissionais de outras especialidades, ou ainda para atender a uma demanda crescente. Em outros casos, a afinidade de valores e a forma de trabalho também incentivam a inclusão desse profissional no quadro societário, visando a uma remuneração melhor e, assim, garantir sua permanência na clínica.

Em todos os casos citados acima existiram, ao menos no início da sociedade, fatores comuns que determinaram a possibilidade do convívio e estabelecimento do negócio.

1) Afinidade de princípios

Os sócios tinham, no momento inicial da clínica, uma visão comum daquilo que queriam para suas vidas profissionais e também para o empreendimento.

Conseguiam enxergar os mesmos problemas e, eventualmente, as soluções, as carências do mercado, as possibilidades de atuação conjunta na direção do bem-estar dos pacientes e do exercício competente da Medicina.

Os critérios e valores pessoais e profissionais eram semelhantes, o que permitia liberdade de ação, especialmente a confiança e a crença de um ambiente de crescimento para todos.

2) Convívio

A boa convivência na graduação, residência ou, ainda, em programas de especialização apontava que pessoalmente haveria prazer no trabalho conjunto. Seria uma somatória de fatores positivos: estar com pessoas que gostavam e ainda trabalhar com elas no mesmo ambiente.

A perspectiva de construção de um futuro patrimonial e pessoal na mesma direção era uma fonte de motivação para se formar um time de sucesso.

3) Momento de vida

Aqueles que iniciaram suas clínicas logo após o término das formações acadêmica e prática tinham, de maneira geral, o mesmo momento de vida. Provavelmente terminaram seus estudos, não tinham constituído família ainda e não tinham patrimônio pessoal significativo.

O que havia em abundância era motivação, ânimo, boa vontade, força de vontade, desejo de trabalhar, exercer sua profissão, ter prazer pessoal nisso tudo e ainda o objetivo de construir seu patrimônio. Tudo, naquele momento, levava à situação ideal de uma parceria de longo prazo.

Vale dizer aqui que os aspectos mencionados acima se enquadram em todos os papéis que os médicos têm como sócios: investem seu tempo e algum patrimônio financeiro em seu negócio, de alguma forma se organizam quanto à administração, exercem a medicina e têm ânimo, acreditando no que estão fazendo, no futuro, no sucesso e em sua plena realização pessoal e profissional.

E ao longo do tempo, o que acontece?

As pessoas e os empreendimentos se transformam constantemente. As técnicas científicas estão sempre em desenvolvimento. A administração traz problemas e soluções diferentes a cada momento. O ambiente externo se movimenta – políticas governamentais, fatores econômicos e situações mais diversas acontecem a todo instante. Enfim, os riscos do negócio vão mudando e há um aumento proporcional dos problemas envolvidos.

As pessoas têm ciclos de vida – cada uma no seu ritmo. Como generalização, poderíamos imaginar algo como a ilustração a seguir:

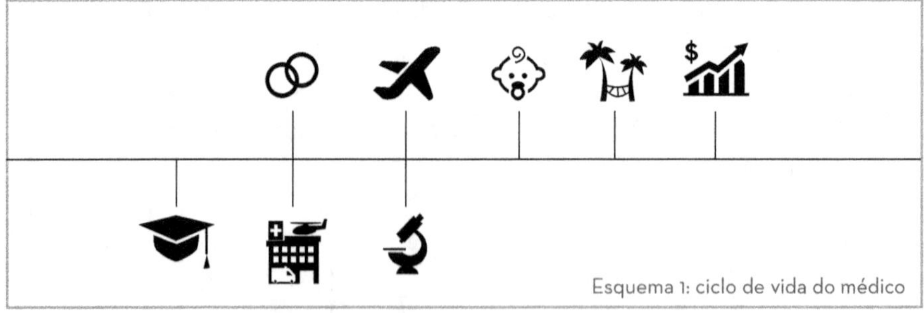

Esquema 1: ciclo de vida do médico

O médico termina sua graduação, faz residência e, eventualmente, continua sua formação no Brasil ou no exterior. Nessa fase, muitos constituem suas próprias famílias.

O profissional abre sua clínica com um sócio ou sozinho e começa a construir seu patrimônio. Sustenta sua família, possivelmente adquire um imóvel, sua clínica cresce, admite um sócio (se ainda estiver sozinho), adquire equipamentos, se especializa em outros procedimentos e tratamentos.

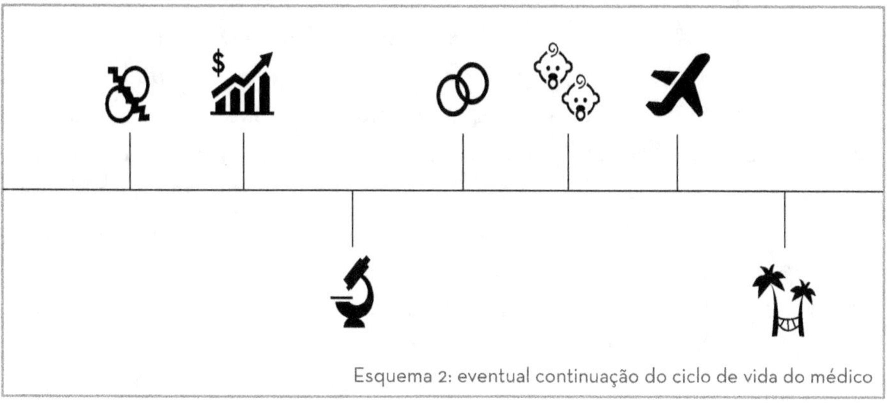

Esquema 2: eventual continuação do ciclo de vida do médico

Eventualmente se separa do seu cônjuge, casa-se novamente e talvez tenha até mais filhos. Muda seus interesses para um desenvolvimento de pesquisa, pode querer aumentar a clínica ou, ainda, comprar outros equipamentos, oferecer serviços diferentes, por exemplo.

As clínicas, por sua vez, também se transformam ao longo do tempo. Requerem atenção especial a sua administração e inovações para a manutenção de suas receitas. Os avanços tecnológicos exigem grandes investimentos em equipamentos assim como o atendimento aos pacientes requer muito cuidado, pois as exigências e conhecimentos aumentam e a concorrência é cada vez mais forte. Sem falar nas condições políticas, econômicas, de legislação e tributação que pressionam, e muito, os negócios.

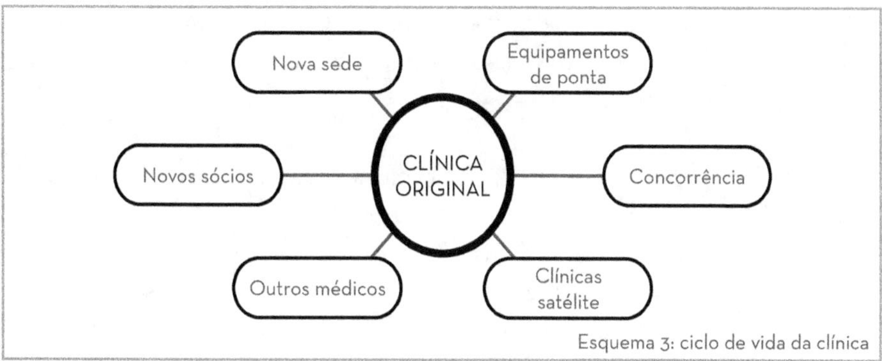

Esquema 3: ciclo de vida da clínica

E as sociedades? Como se comportam frente a todas essas mudanças pessoais e da clínica?

Na medida em que as pessoas vão passando por todas essas situações de vida, seus requisitos, anseios e vontades vão mudando. Com as clínicas, isso também ocorre. A influência do ambiente, das pessoas, as necessidades financeiras para a manutenção do status econômico da família geram pressão por resultados.

Nesses momentos, **os interesses individuais de cada sócio podem ser diferentes e o ambiente se transforma. As afinidades já não são mais as mesmas, as exigências mudam, assim como o grau de satisfação de cada um diminui.**

Um sócio pode querer reinvestir seus lucros na clínica e assim ampliar seus serviços, por exemplo. Outro pode desejar retirar os lucros para investimentos ou gastos pessoais e ainda contratar mais médicos para a equipe. Os interesses começam a se distanciar e a própria clínica não atende mais aos anseios de cada um. Como se observa, os princípios, desejos, ânimo e vontade de trabalhar juntos, que eram tão fortes no momento da constituição da clínica, já não estão mais presentes.

Os problemas que começam a surgir podem estar com uma roupagem diferente: "Temos um problema na recepção e na divulgação da clínica", queixou-se uma vez um potencial cliente na primeira visita que fiz a sua clínica. Ao término de um processo de diagnóstico, percebi que o fato de ser uma clínica multiprofissional em que todos os sócios, de especialidades diferentes, davam instruções às recepcionistas e faziam sua própria divulgação ignorando a clínica como um todo, não permitia a resolução do problema. Não havia uma divisão de funções entre os sócios quanto à administração, divulgação e manutenção da clínica. Eles não tinham a visão global dos problemas como uma clínica integrada – cada um se preocupava apenas com a sua especialidade e suas necessidades pessoais tomando as decisões de maneira própria sem levar em conta os objetivos, princípios e metas da clínica. Naquele caso, valia o ditado popular: "Cachorro que tem muitos donos morre de fome", pois cada um desejava resolver apenas o seu problema e não o do empreendimento em si.

O que fazer, então, para entender a evolução dos problemas e solucioná-los? Existem formas de minimizá-los?

Em todo e qualquer momento do ciclo de vida, pessoal e da clínica, é necessário que se faça uma revisão das premissas da sociedade, dos caminhos que estão sendo trilhados e, principalmente, de toda a motivação do empreendimento.

Para que isso aconteça, é fundamental um envolvimento dos sócios na definição do planejamento estratégico, baseado nos objetivos traçados. Não é possível administrar sem conhecer o negócio. Para tanto, são necessários relatórios gerenciais e o uso das ferramentas básicas existentes mas nem sempre utilizadas: balancetes mensais, balanços e fluxo de caixa.

Muitos médicos comentam que não sabem entender um balanço, não gostam da parte financeira e não sabem o que significam esses relatórios todos. Minha resposta a isso é que como médicos realmente não precisam saber, mas como empreendedores, sócios de uma clínica, necessariamente precisam entender a base da operação. Como sócios de um negócio, devem saber o quanto sua empresa fatura e, principalmente, qual é o retorno de seu investimento, do seu capital. Se quando investem em ações na bolsa de valores, acompanham as cotações para saber como anda o investimento, por que não fazer a mesma coisa em seu próprio negócio? Também devem conhecer profundamente seus riscos em todas as áreas. Gosto do diagrama a seguir porque indica, por grupos, quais os assuntos devem ser levados em conta na elaboração de um plano de negócios. Este plano deve ser elaborado pelos sócios, buscando apontar os principais riscos a que estão expostos:

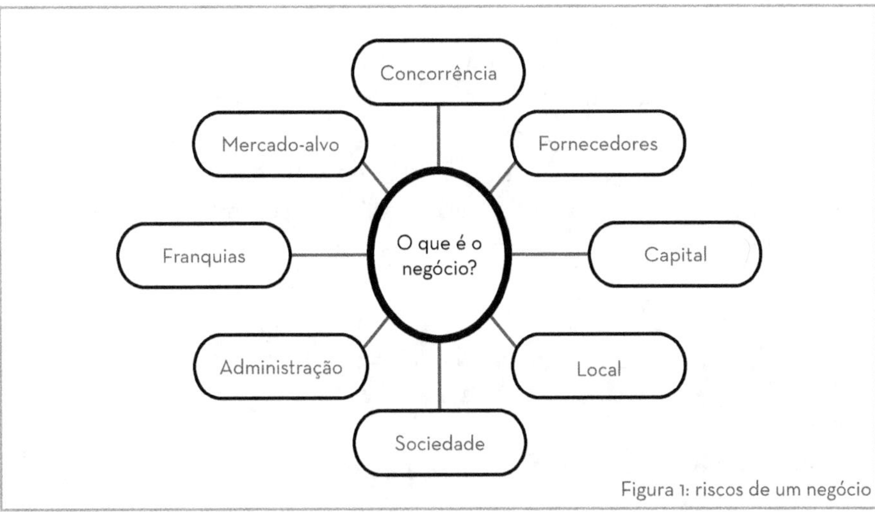

Figura 1: riscos de um negócio

No centro, está a primeira definição do que é, efetivamente, a clínica. Uma vez definidos seus objetivos e metas, analisa-se cada fator de risco e envolvimento, a partir da perspectiva daquilo que se deseja para o negócio:

- **Mercado-alvo:** quem é o mercado-alvo da clínica? Quais riscos ele pode gerar para o negócio? Qual é o seu potencial de crescimento? Que novidades poderão ser trazidas para esse e outros mercados que possam se tornar interessantes?
- **Concorrência**: quem são os potenciais competidores? Qual é seu potencial, seus pontos fortes e fracos? De que maneira podem interferir no seu próprio negócio?
- **Fornecedores**: qual é a dependência da clínica em relação a seus fornecedores? O que o ambiente externo poderá impactar na operação diária de sua clínica?
- **Capital**: existe disponibilidade de capital próprio para suportar toda a estrutura desenhada para o empreendimento, atendendo a seus objetivos e premissas? Será necessário capital de terceiros? Em quanto tempo haverá o retorno do investimento?
- **Local**: qual é a melhor localização da clínica para esse mercado? Outros aspectos a serem considerados: facilidade de transporte, estacionamento, segurança, instalações adequadas ao tipo de prestação de serviços, limpeza, comunicação acessível (internet, banda larga...).
- **Sociedade**: há vontade e disposição dos sócios para arcar com todos esses riscos? O que seria aceitável dentro de cenários possíveis de performance do negócio? Há afinidade entre todos? Há vontade de trabalho conjunto? Os valores e ideias são similares?
- **Administração**: quais são os recursos necessários para o negócio poder funcionar? Quais são os critérios e como serão as contratações de pessoal? Como a clínica será gerida? Que tipo de sistema de gestão é necessário? Como contratá-lo? Que tipo de suporte existirá? O que esperar da empresa de contabilidade quanto aos relatórios que podem ser gerados, além do atendimento às exigências dos fiscos e demais órgãos públicos? Qual é o melhor sistema tributário para a clínica?
- **Franquia**: em algum momento pode existir o interesse em se estabelecer clínicas satélites em outras localidades ou em empresas, por exemplo? Há que se considerar ainda o risco do relacionamento desse novo negócio com o original: que tipo de problemas ele poderá acarretar à "matriz"?

Usemos como exemplo um centro cirúrgico:

- **O que é a clínica?** É um local onde se disponibiliza os equipamentos de ponta para a realização de exames, cirurgias e procedimentos oftalmológicos. É um centro de excelência para o uso dos oftalmologistas em seus procedimentos. Vantagens: a) os profissionais não precisam investir sozinhos nesses equipamentos nem nas instalações, usualmente bastante onerosos; b) por não adotarem consultórios individuais para o atendimento de consultas, os médicos não correrão o risco de perder pacientes para os profissionais que atendem nesse centro.

- **Mercado-alvo**: médicos oftalmologistas que desejem realizar exames, procedimentos e cirurgias, e que não queiram investir nas instalações e equipamentos necessários. Pacientes que possam optar onde fazer os exames indicados por seus oftalmologistas.

- **Concorrência**: outros centros cirúrgicos dos hospitais e os independentes. Os hospitais, principalmente, têm mais fácil acesso aos médicos por causa de seus recursos em todas as áreas da Medicina. O acesso aos clientes – nesse caso, médicos oftalmologistas – é mais próximo. O público também tem referências dos hospitais justamente por sua abrangência de atendimento.

- **Fornecedores**: o centro cirúrgico depende basicamente dos equipamentos de ponta utilizados. Os dois maiores riscos aqui presentes se relacionam a:

- **Realidade cambial:** uma vez que esses equipamentos, em sua maioria, são importados, qualquer oscilação poderá afetar a possibilidade de: a) aquisições; b) atualização dos equipamentos: como se sabe, a sua obsolescência é relativamente rápida, indicando que serão necessários investimentos constantes em tecnologia para manter válido o objetivo de se solidificar como um centro de excelência e de equipamentos de ponta; e c) há riscos na assistência técnica e na reposição de peças pelo fator cambial e de estrutura confiável dos fornecedores e prestadores de serviços. Outros itens relevantes também devem ser avaliados: o fornecedor de um sistema de gestão, por exemplo, está gabaritado para disponibilizar o sistema, implantar sua operação, atualizar as versões e dar o devido suporte? O que poderá acontecer se o sistema parar num pico de movimento da clínica?

- **Capital:** vistos todos os itens anteriores, existe capital próprio ou de terceiros para suportar todos os investimentos e a operação em si? E por quanto tempo? Se houver restrição de capital, então, todas as premissas anteriores deverão ser revistas e reajustadas para a realidade dos fatos.
Como os sócios encaram a necessidade de aporte de capital para aquisição de equipamentos, por exemplo? Aceitam o prazo previsto de retorno do investimento? A que taxas? Se houver atraso no retorno desse capital, têm condições de se acomodar financeiramente? E se o aporte for para cobrir eventuais desencaixes no fluxo financeiro, os sócios estão dispostos a comparecer com capitalpróprio? Quais seriam as alternativas caso não possuam tais recursos?

- **Local:** como deve ser o local da clínica? Quais condições legais e técnicas devem ser atendidas? Quais os riscos de problemas nessa área? Que consequências poderão acarretar? Em que bairro seria a melhor localização para atender o mercado-alvo definido?

- **Sociedade:** como gostariam de trabalhar no dia a dia? Quais as funções de cada um na sociedade? Eles terão condições especiais de uso do centro cirúrgico? As definições feitas acima estão de acordo com o perfil de risco de cada um? Como enfrentariam uma situação adversa?
- **Administração:** o que será preciso controlar? Quantas pessoas serão necessárias para o bom atendimento aos médicos usuários e pacientes? Que tipo de infraestrutura atenderá a todos os requisitos definidos acima? Quais informações são necessárias para a tomada de decisão de futuros investimentos? E para decisões quanto ao andamento do negócio? Os impostos estão todos pagos? Podemos ter as certidões negativas de débito periodicamente, para termos certeza de que está tudo em ordem?

Como num círculo vicioso, as respostas sempre apontarão para uma necessidade financeira. Se não for possível atendê-la, então, será preciso rever todo o processo, para que haja equilíbrio entre os requisitos mínimos e a possibilidade econômica de atendimento.

Novamente volta a pergunta: os sócios têm disponibilidade e vontade de assumir todos esses riscos? Para a tomada dessa decisão, se faz necessário saber os cenários possíveis de ganhos ou perdas, e o tempo em que isso ocorrerá.

Capítulo 2

Os papéis do sócio médico em uma clínica

Os médicos exercem diversos papéis enquanto sócios em suas clínicas. Falamos aqui de aspectos como participação na gestão, remuneração, responsabilidades, como as decisões são tomadas e, finalmente, como isso influencia o próprio negócio.

Nas conversas com clientes sobre suas clínicas, sempre ouço um relato inicial dos principais fatos que estão incomodando. Especialmente nas clínicas e consultórios, aparecem problemas das mais diversas naturezas – desde as bases de dados e sistemas que não fornecem relatórios de produtividade, passando por problemas de pessoal, chegando até a dificuldade financeira de cumprir os compromissos. Sempre há uma explicação para o que parece ser a origem dos problemas. A dor sempre é mostrada como alguma disfunção de um aspecto específico na administração ou em outro setor.

Muitas vezes, percebo uma mistura generalizada das atribuições dos médicos, donos de clínicas e seus gestores. Por isso mesmo, gostaria de propor as seguintes considerações sobre os papéis que o sócio de uma clínica geralmente tem:

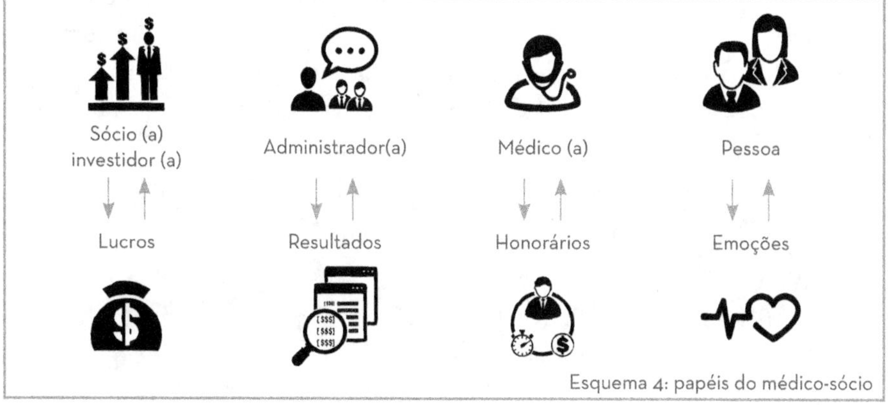

Esquema 4: papéis do médico-sócio

1) O sócio da clínica

Uma pessoa é sócia de uma empresa, negócio ou clínica quando investe no empreendimento, seja dedicando tempo de trabalho, dinheiro, imóveis ou outros bens.

O sócio está interessado em remunerar seu capital – ele investe seu dinheiro ou tempo e quer o rendimento como resultado das operações daquele determinado negócio. Deseja ter um retorno sobre o investimento. A remuneração do capital e o retorno do investimento estão relacionados aos lucros e dividendos. Ou seja, depois de apuradas todas as receitas e as despesas, e pagos os devidos impostos, calcula-se o lucro que pode ser: a) distribuído aos sócios ou b) reinvestidos no negócio.

Investidores e empreendedores são pessoas que assumem e correm riscos. Ou seja, tudo que pode acontecer na clínica terá efeito direto nos ganhos ou perdas. Todos os assuntos, de recursos humanos a obrigações fiscais, de erro médico a sistemas de gestão e informação da clínica, são objetos de atenção.

Exemplos: se a clínica recebe um processo trabalhista, o sócio poderá ter seus bens bloqueados caso o juiz assim decida. Caso haja sonegação de impostos, os sócios poderão ser chamados a responder perante o fisco. Havendo erro médico, a clínica poderá sofrer processo ou punição e isso certamente respingará nos sócios. Se um paciente não for bem atendido, talvez a clínica ou os sócios tenham seus nomes mencionados gerando imagem negativa junto ao público.

As responsabilidades do sócio estão diretamente relacionadas a todos os *stakeholders*: pacientes e seus familiares, o governo, por meio dos tributos, contribuições fiscais e licenças de funcionamento, funcionários e contratados, adimplência com todos os fornecedores e prestadores de serviços, sociedades médicas, enfim, todas as instâncias de qualquer negócio estabelecido oficialmente.

Dessa forma, é extremamente importante que os sócios exerçam seu papel, tendo conhecimento do que acontece na clínica. Para tanto, é necessário que tenham informações sobre os aspectos mais importantes de cada assunto. Costumo dizer que um sócio deve ser generalista, ao entender a engrenagem inteira da sua clínica, e um especialista em sua atividade (sua área médica). Seguem, abaixo, alguns exemplos de aspectos que devem ser de conhecimento dos sócios:

Área financeira
- Conhecer o fluxo de caixa: saber como andam os recebimentos, pagamentos e se há sobra ou falta de caixa;
- Saber quem são os principais clientes e acompanhar o relacionamento (saber dos convênios pelos quais atende se existem glosas, atrasos de pagamentos, conhecer os principais executivos ou contatos);
- Ter conhecimento do banco com que a clínica trabalha (ter um contato próximo com gerente ou diretor, para que já exista uma história de relacionamento que possa contribuir quando houver necessidade de alguma operação financeira com mais exigências).

Área de recursos humanos (mais relacionados à parte administrativa e não aos médicos assistentes)
- Conhecer as necessidades básicas de cada setor para o funcionamento do dia a dia da clínica: número de profissionais necessários, características das

funções (para atendimento ao público devem ser pessoas que tenham paciência, boa apresentação, falem corretamente, por exemplo);

- Ter noção dos principais indicadores de produção da clínica para uma possível avaliação da necessidade de contratação de pessoal. Exemplos: quantidade de pacientes atendidos em relação ao número de funcionários na clínica ("X" pacientes/funcionário), faturamento total em relação ao número de funcionários (R$/funcionário), total de gastos com a folha de pagamento incluindo salários e todos os benefícios. Essas informações criam o próprio histórico da clínica e pode-se planejar o crescimento ou a redução de atividades, além de se comparar a performance desses indicadores ao longo do tempo;
- Entender os programas de motivação e liderança que são propostos para os funcionários.

Fornecedores

- No caso dos equipamentos mais sofisticados, conhecer os fabricantes ou representantes;
- Entender os riscos de aquisições nas diversas modalidades em que apresentam suas propostas: venda simples, aluguel, *leasing*, venda de serviços mais insumos e tantas outras alternativas. Avaliar os riscos: a) cambial; b) da presença de longo prazo dessa empresa no mercado, caso ela forneça serviços de manutenção e assistência técnica; c) de sua integridade, e assim por diante;
- Conhecer a base de preços dos principais produtos consumidos para que não ocorram surpresas em casos de variação substancial da moeda ou da disponibilidade de matéria-prima desses itens.

Área tributária e fiscal

- Ter periodicamente a confirmação via certidões negativas de débito (que hoje estão disponíveis na Internet), de que os Impostos Federais, Estaduais e Municipais estão pagos;
- Receber a relação das obrigações acessórias junto ao fisco que foram atendidas pela contabilidade: entrega de declarações de imposto de renda, informações de folha de pagamento, entre outras;
- Receber balancetes mensais e o balanço anual das operações da clínica. Analisar esses demonstrativos entendendo os principais indicadores de resultado (vide *Capítulo 6: A Valoração da Clínica*).

Área médica

- Propor requisitos técnicos para admissão de médicos assistentes na clínica e pessoal de enfermagem e/ou técnicos;
- Aprovar os protocolos de atendimento a serem seguidos pela clínica;
- Entender a produção dos médicos em termos de faturamento, número de pacientes e outras características importantes para a clínica (se atendem mais convênios ou consultas particulares, se existem reclamações e/ou elogios, principais problemas, capacidade de retenção de clientes, tempo de consulta e outros).

Atendimento e processos

- Entender o sistema de gestão: se atende às necessidades de controles e funcionamento dos processos;
- Questionar se em médio e longo prazos esse sistema acompanhará o desenvolvimento da clínica;
- Avaliar se os processos atendem às demandas da clínica. Exemplos: a) as cobranças estão sendo feitas com eficiência ou há glosas ou outros problemas? b) os pacientes ficam muito tempo em espera durante a permanência na clínica? c) existem pontos de checagem para a verificação da existência de eventuais desperdícios?

Também cabe aos sócios elaborar o planejamento estratégico da clínica, definindo objetivos e metas, determinando orçamento e grau de risco aceitável para a própria sociedade.

O planejamento estratégico é uma das ferramentas mais importantes de administração de qualquer empreendimento. Pode ser considerado o GPS das organizações! Implica diretamente em saber de onde se vai partir e, principalmente, onde se quer chegar. Como num GPS, o primeiro passo é informar o destino desejado. Da mesma forma, é preciso estabelecer claramente a missão, a visão e os valores que os sócios acreditam para o seu negócio. A missão define para que a clínica está no mercado. A visão indica o sonho dos sócios daquilo que a clínica poderá se tornar no futuro. Os valores estão relacionados à cultura dos sócios quanto à forma de trabalho e ética.

Definidos esses itens acima, o próximo passo é a determinação dos objetivos dos sócios. Há que se considerar que se trata de um negócio e, como tal, possui características próprias e individuais. Nenhuma clínica será igual a outra, pois seus sócios certamente possuem características, vontades, aspirações, desejos e conhecimentos únicos e específicos.

Podemos pensar na figura de um funil:

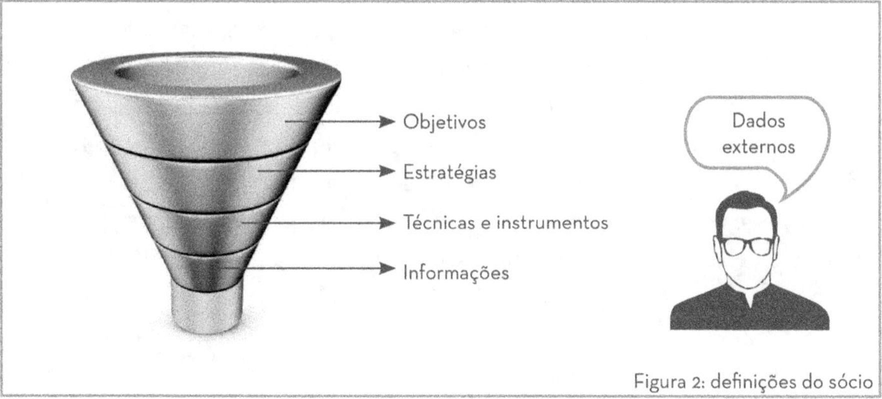

Figura 2: definições do sócio

Missão, visão, valores e objetivos são "jogados" para a parte mais larga e as ações vão se concatenando para a produção dos resultados, que estão do outro lado, mais estreito.

Existem diversos métodos para se elaborar um planejamento estratégico. Vamos explorar rapidamente o "5W2H", sigla para as perguntas traduzidas do inglês: Quem somos? O que é o negócio? Onde se quer chegar? Como será feito? Quanto custa? Com quem? A que custo?

- **Quem somos?** É fundamental saber o que a clínica representa, qual é sua identidade, quais as características dos seus sócios que a levarão pelo caminho desejado.
- **O que é o negócio?** Que tipo de clínica quer ser: por exemplo, definir se busca atender uma especialidade ou um tipo de mercado, se é "multiespecialidades" ou ainda se quer atender todo o mercado.
- **Onde se quer chegar?** O que se espera da clínica em curto, médio e longo prazos sob diversos aspectos. Exemplos: faturamento, especialidades atendidas, público de interesse, relacionamento com a academia, hospitais ou outras clínicas.
- **Como será feito?** Esse é o momento de se pensar nos caminhos que serão tomados. O ideal será listar todas as atividades necessárias para o alcance dos objetivos determinados. Ferramentas como o plano de negócios, cronogramas e fluxo de caixa ajudam sobremaneira na execução desse tópico.
- **Quando?** Uma vez definida a lista de atividades, devem ser atribuídos prazos de execução. Caso existam outras atividades que sejam dependentes de outras, todas devem ser listadas e organizadas por prioridades de tempo, custo ou qualquer outro critério que seja mais importante no momento.

- **Com quem?** Mais uma vez, baseados na lista de atividades, será importante determinar quem são os responsáveis por elas, dentro dos prazos estabelecidos.
- **A que custo?** Talvez esse fator seja o que mais restringirá a velocidade e a amplitude das ações, fazendo com que todos os outros questionamentos acima sejam revistos. De nada adianta elaborar uma lista de atividades, recursos humanos, técnicos e de infraestrutura necessários se não houver sustentação financeira para tanto. O orçamento deve ser feito baseado nas atividades, recursos humanos e técnicos, e revisto na medida em que os recursos sejam restritos. Dessa forma, há um ciclo de adaptação daquilo que é requerido com a disponibilidade financeira até o momento em que a equação fique equilibrada.

Como exemplo, podemos supor que uma clínica queira ser predominantemente reconhecida por sua especialização. Um dos fatores que devem ser buscados é o reconhecimento de que os médicos e a equipe que ali trabalham são especialistas no assunto e têm cursos, residências, estágios, títulos acadêmicos e experiência que indiquem isso ao mercado, bem como ter os equipamentos de ponta e executar procedimentos mais modernos na especialidade. Será necessário estabelecer quem participará de atualizações científicas, seja frequentando congressos internacionais ou cursos específicos, por exemplo. Há que se definir uma verba para inscrições, viagens, estadias e aquisição de equipamentos e também computar no fluxo de caixa a queda de faturamento em função de ausência daquele profissional durante essas atividades. Se não houver fôlego financeiro, essas premissas de atualização científica terão que ser revistas e adequadas às possibilidades reais da clínica.

Para que se possa mensurar efetivamente se os objetivos estão a caminho de serem alcançados, são importantes o acompanhamento e a constante avaliação do processo. Para isso, devem ser criados indicadores de resultados para cada objetivo e com maior rigor para grupos de atividades. Tais indicadores podem ser de todos os tipos: de valores conquistados, prazos cumpridos, capacidade de retenção de pacientes sendo atendidos pela clínica, novos pacientes conquistados, *turn over* de funcionários, redução de despesas ou, ainda, de resultados financeiros da performance da clínica, por exemplo.

A análise desses indicadores trará resultados dos esforços e a percepção dos motivos de sucesso ou insucesso – novamente, desde que se saiba quais são os objetivos (se forem alcançados = sucesso). Nada impede que se façam ajustes no processo ou até mesmo dos objetivos ao longo do tempo. Pelo contrário, adaptar-se a algumas realidades novas pode ser importante para tornar o alcance das metas factível.

Dito isso, é importante ressaltar que o planejamento estratégico deve ser revisto sempre. Os sócios deverão rever a missão, visão, objetivos e valores periodicamente (anualmente ou de três em três anos, por exemplo) e avaliar se permanecem nas mesmas bases. Depois disso, deve-se começar novamente a elaborar um novo planejamento que reflita essa realidade.

A vida é uma sucessão de acontecimentos e os caminhos que cada um toma podem levar a rumos diferentes daqueles previstos no início. Respeitar essas novas direções, tanto as individuais quanto as do negócio, faz toda a diferença na administração da clínica.

Em entrevista publicada na Revista Management HSM[1], Michael Eisner, ex-executivo da Disney, comentou sobre o processo de criação da estratégia da empresa: "o mais importante era certificar-se de que o negócio estivesse bem administrado, porque a estratégia para o futuro não tem sentido se a empresa não funciona bem no presente".

1) O médico

O médico exerce suas funções de tratamento de pacientes, busca da saúde e execução de procedimentos. Trata-se aqui da relação médico-paciente, da atividade profissional depois de conquistado o diploma que o autoriza a praticar a medicina. Sua responsabilidade está vinculada ao desempenho profissional da Medicina e atendimento ao paciente.

A remuneração está diretamente relacionada ao trabalho efetivamente realizado, ou seja, honorários médicos, sejam eles medidos por qualquer indicador estabelecido: horas trabalhadas, pacientes atendidos, procedimentos realizados, plantões ou outros quaisquer.

Na parte técnica das decisões estratégicas, o "lado" médico deve apontar suas preferências quanto aos melhores equipamentos, melhores técnicas e requisitos para o exercício da medicina e ao atendimento de excelência a seus pacientes.

2) O administrador

O administrador da clínica está diretamente envolvido com a execução do planejamento estratégico e com a administração do dia a dia do empreendimento. Suas responsabilidades estão ligadas a todos os assuntos operacionais do negócio, ou seja, supostamente estão envolvidos com todos os aspectos não técnicos da Medicina, que exijam dedicação específica.

[1] 5 perguntas a Michael Eisner. Entrevista publicada em dezembro de 2007, na Revista Management HSM no 65.

Podemos citar, como exemplo, a gestão das áreas administrativa e financeira, recepção, atendimento, manutenção, relacionamento com instituições financeiras, contratação de seguros, gestão de pessoal, aquisição de equipamentos, compras em geral, marketing e assim por diante.

Uma de suas funções principais é prover os sócios de todas as informações necessárias ao bom andamento da clínica e para a tomada de decisão do rumo desejado do empreendimento. O processo decisório requer informações e conhecimento acurado e profundo sobre a clínica. Exatamente por isso, é fundamental que o administrador tenha controle e conhecimento de tudo o que acontece em seu negócio.

Da mesma forma que os médicos têm ferramentas e equipamentos para fazerem seus diagnósticos e tratamentos, o administrador também tem as suas para o exercício de suas funções numa clínica. As principais ferramentas na área financeira e contábil são o **balanço** e **balancetes mensais**, **relatórios gerenciais** e o **fluxo de caixa**.

O balanço e os balancetes são "fotografias instantâneas" da situação da clínica no último dia do ano (balanço) ou de cada mês (mensal). Eles permitem visualizar a situação econômica da clínica indicando se existe lucro ou prejuízo ao longo do tempo. Também é possível calcular diversos indicadores de resultados, entre eles: liquidez – quantos R$ existem no caixa para cada R$ a pagar, lucro realizado no período, grau de endividamento (quanto é financiado pelos empreendedores e quanto por terceiros), margem de lucro, tendências do negócio, comparação com o desenvolvimento ao longo do tempo e outros tantos.

Os relatórios gerenciais devem atender à demanda de informações mais específicas de controle do negócio. Exemplos: produtividade dos médicos, utilização racional das salas de atendimento, rentabilidade dos convênios, linhas de produtos e serviços, número de consultas e seus respectivos valores e aquisição de equipamentos.

Fluxo de caixa é a ferramenta que indica a situação financeira da clínica. Seu acompanhamento é fundamental para que se saiba a situação atual e as projeções de entradas e saídas de dinheiro, e, portanto, falta ou sobra de numerário. O conhecimento da situação do caixa permite tomar medidas antecipadas para evitar saldos negativos ou, ainda, destinar eventuais sobras previstas. Esses três itens acima – balanços/balancetes, relatórios gerenciais e fluxo de caixa – serão tratados com mais profundidade no Capítulo 6.

Organização e métodos também têm papel importante na gestão de uma clínica. Criar um fluxograma das atividades rotineiras de controle é fundamental para que a clínica mantenha seu conhecimento acerca dos processos internos burocráticos. Devem ser feitos controles básicos de atividades cirúrgicas, de registro dos médicos e outros profissionais que delas participaram, de emissão de cheques e depósitos. Tais controles devem respeitar as necessidades da clínica e não burocratizar demasiadamente os processos.

Pode-se utilizar sistemas de gestão, mas sempre respeitando os objetivos maiores da clínica. É preciso sistematizar as informações relevantes, consistentes e de real importância para a administração.

Voltando à imagem do funil, cabe ao administrador gerar informações para que os sócios tenham a possibilidade de entender os resultados e assim tomar as decisões quanto à direção que a clínica deve tomar.

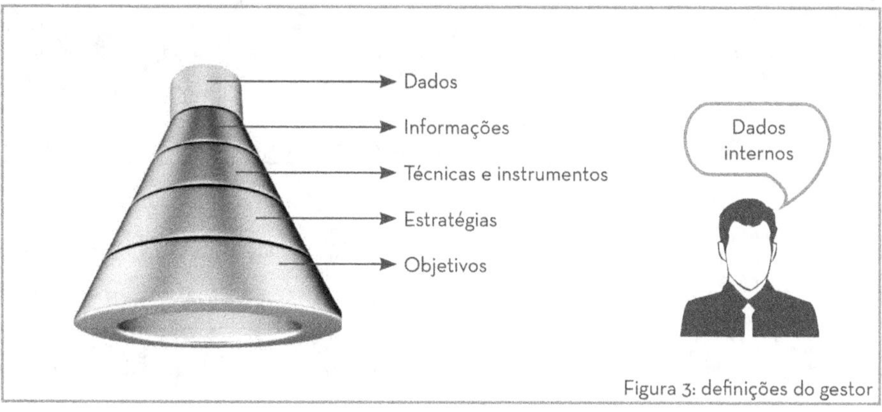

Figura 3: definições do gestor

3) O ser humano

Qualquer processo decisório deve considerar duas vertentes importantes: o conhecimento gerado pelas informações confiáveis e o fator humano, que pode influenciar a tomada da decisão.

Se considerarmos que cada pessoa tem as suas sensações, é mais fácil entender que uma decisão é fortemente influenciada pelo momento emocional do decisor. Cada sócio tem sua vida, seus problemas, alegrias e seu modo de se realizar profissional e pessoalmente. Cada decisão pode estar influenciada por seu estado naquele momento.

Razão e emoção são companheiras de jornada nos momentos de decisão. O equilíbrio das duas gera uma decisão com maior chance de sucesso. Qualquer desequilíbrio diminui a probabilidade de alcance dos objetivos. É importante observar que cada um dos papéis aqui relacionados gera envolvimentos nos processos decisórios e nos relacionamentos.

PAPEL	SÓCIO	MÉDICO	GESTOR	SER HUMANO
Atuação	Investe capital	Atende pacientes	Administra a clínica	Faz o que gosta
Ganhos	Remuneração de capital	Honorários médicos	Salário	Tem prazer e realização no que faz
Características	Estabelece o que quer do negócio	Competência técnica no atendimento	Busca eficiência e rentabilidade	Trabalha num ambiente bom
Responsabilidades	Pelo negócio	Pela excelência do atendimento	Pelo alcance dos objetivos estipulados	Pela sua felicidade

Tabela 1: comparação dos papéis dos médicos e suas características

Com esse entendimento dos papéis dos médicos em suas clínicas, é preciso equilibrar a perspectiva com que se analisam os problemas. Nas questões de atendimento médico, protocolos a serem seguidos, dúvidas de procedimentos, discussão de casos, a técnica e o conhecimento profissional são os principais fatores para a tomada de decisão.

Quando se fala em decisões societárias, problemas estratégicos, entrada e saída de sócios e acordo de cotistas, o papel preponderante exercido pelo dono da clínica deve levar em conta os riscos associados ao seu capital, sejam eles relacionados à situação financeira ou econômica da clínica. Vale dizer que os interesses dos sócios é que estão em jogo. Certamente o médico pode contribuir com as decisões técnicas, mas é o todo da clínica que deve ser levado em conta nesses momentos. A motivação e as características pessoais de cada sócio são absolutamente relevantes – por mais técnicos e racionais que sejam os indicadores da situação, os fatores emocionais são prevalentes e influenciam o direcionamento de cada sócio em suas decisões. Exatamente por isso, o colegiado dos sócios terá mais chances de sucesso se as decisões forem questionadas e exauridas num processo de crescimento e entendimento dos envolvimentos e suas consequências.

Exemplo de problemas apresentados por um cliente:

1) "A clínica está funcionando bem, mas me incomoda observar que no final do mês falta dinheiro para pagar minhas contas pessoais. Portanto, a clínica não está indo tão bem como pensava. Como posso melhorar isso?"

Quando começamos a analisar os dados e gerar informações, descobrimos que todas as contas particulares estavam misturadas com as contas da clínica.

A primeira providência foi separá-las. Assim, conseguimos analisar os resultados da clínica com diversos indicadores: produção de cada médico, custos operacionais e não operacionais, gastos fixos e variáveis, honorários médicos, distribuição de lucros e toda a parte de receitas.

A descoberta foi de que a clínica foi absolutamente lucrativa em todo período analisado. A "dor" apresentada, na verdade, era que os valores pagos ao sócio mostraram-se insuficientes para suas despesas particulares.

Esses valores pagos eram compostos por honorários médicos e distribuição de lucros. Duas contas de caráter completamente distintas – uma de produção do próprio médico e outra de resultado da clínica.

A partir desse ponto, foi possível estudar formas de aumentar o rendimento do sócio, seja com o crescimento do número de pacientes, de preços, melhoria do mix de pacientes particulares e de convênios ou, ainda, com a busca de aumento do lucro da clínica (incluindo a revisão/redução das despesas).

2) "Atendo 1.000 pacientes e realizo 30 cirurgias por mês. Meus amigos acham que estou ficando riquíssimo, mas minha conta bancária está no vermelho! E tem mais: detesto o assunto 'administração da minha clínica'. Tenho uma secretária que era responsável por tudo, mas descobri que ela não cuidava direito da cobrança dos convênios. Devo ter perdido muito dinheiro com isso."

Existe aqui uma característica muito presente nas clínicas: a pouca importância dada a sua administração. Nitidamente, o médico estava concentrado em suas funções de atendimento aos pacientes e não tinha alguém que dirigisse o olhar para a clínica como um todo, como um negócio que requer cuidados especiais.

Também não há diferenciação entre o papel de médico e o de sócio, uma vez que todos os rendimentos que ele recebia vinham sem nenhuma identificação de origem, ou seja, não se sabia se eram valores advindos de atendimento médico ou por meio de lucros distribuídos. Novamente, não havia como saber se a clínica não era lucrativa, se o médico não atendia um número suficiente de pacientes ou se ocorriam desvios financeiros.

Capítulo 3

O contrato social e as regras de convívio ou "acordo de cotistas"

O contrato social é o documento que rege formalmente a constituição das sociedades. Nele devem constar as condições básicas de seu funcionamento que atendam às normas e à legislação vigente, podendo ser de conhecimento público.

Muitos contratos sociais trazem, entre suas cláusulas, além das obrigatórias, o direcionamento para sucessão, encerramento da sociedade, falecimento de sócio, pagamento de haveres e critérios de distribuição dos lucros.

No entanto, existem algumas combinações que podem ser feitas pelos sócios e que regulamentam a vida societária. Gosto de chamá-las de "regras de convívio". Os advogados preferem denominá-las "acordo de cotistas".

O acordo de cotistas deve tratar das questões de foro íntimo da sociedade, que não sejam de interesse do público externo. Ele contém combinações entre os sócios para a regulamentação de decisões e critérios para o bom andamento da sociedade e da clínica.

Uma vez fui questionada por um cliente enquanto eram negociadas as "regras de convívio": "o que é possível inserir no contrato social ou no acordo de cotistas?". A resposta é: no acordo de cotistas, pode-se combinar e registrar o que quiser, desde que esteja de acordo com as leis brasileiras, mas o contrato social deve conter cláusulas e condições mínimas previstas em lei. A sugestão é de que os sócios estabeleçam as bases das "regras de convívio" e depois envolvam os advogados para formalizá-las, certificando-se de que a parte legal foi devidamente atendida. Mas, afinal, do que estamos falando?

O primeiro aspecto é sobre a **tomada de decisão**: quem pode votar os assuntos de uma sociedade?

O art. 1.076 do Código Civil, que deve ser interpretado em conjunto com o art. 1.071, transcritos abaixo, trata exatamente da questão sobre a tomada de decisão em sociedades:

"Art. 1.076. Ressalvado o disposto no art. 1.061 e no §1º do art. 1.063, as deliberações dos sócios serão tomadas:

I - pelos votos correspondentes, no mínimo, a três quartos do capital social, nos casos previstos nos incisos V e VI do art. 1.071;

II - pelos votos correspondentes a mais de metade do capital social, nos casos previstos nos incisos II, III, IV e VIII do art. 1.071;

III - pela maioria de votos dos presentes, nos demais casos previstos na lei ou no contrato, se este não exigir maioria mais elevada."

"Art. 1.071. Dependem da deliberação dos sócios, além de outras matérias indicadas na lei ou no contrato:

I - a aprovação das contas da administração;

II - a designação dos administradores, quando feita em ato separado;

III - a destituição dos administradores;

IV - o modo de sua remuneração, quando não estabelecido no contrato;

V - a modificação do contrato social;

VI - a incorporação, a fusão e a dissolução da sociedade, ou a cessação do estado de liquidação;

VII - a nomeação e destituição dos liquidantes e o julgamento das suas contas;

VIII - o pedido de concordata."

Assim, alguns tipos de votação exigem, por lei, maioria de três quartos dos votantes qualificados para se ter uma decisão. Outras, mais de metade dos votantes qualificados. Todas as demais não estabelecidas anteriormente poderão ter combinação exclusiva dos sócios e, portanto, cada clínica terá um perfil de decisão.

Os sócios podem definir pelo tipo de assunto qual percentual para aprovação será necessário: pode ser exigido desde maioria simples, ou seja, 50% + 1 voto, passando por esse mínimo até unanimidade (100% dos votos). Normalmente, a unanimidade está presente em votações de itens mais importantes, como fusão, cisão, encerramento e incorporação, por exemplo.

Esses critérios de votação não previstos em lei devem ser determinados pelos sócios e são passíveis de revisão e alteração ao longo do tempo.

O segundo aspecto a ser entendido é sobre o que deve ser votado pelos sócios. Pode-se estabelecer critérios do que deve ser aprovado pelos membros da sociedade ou aquilo que poderá ser decidido diretamente por algum deles individualmente ou, ainda, pelos gestores.

Tudo o que traz riscos à sociedade pode ser objeto de votação dos sócios. Por isso, o estabelecimento de limites mínimos financeiros e outros critérios, de modo claro e transparente, é importante para salvaguarda da própria clínica.

Assuntos que podem ser objeto de votação e que exigem definição de critérios:

1) Quanto à parte operacional da clínica

a) Aquisição de equipamentos médico/científicos. Os sócios podem querer ter certeza de que essas aquisições estejam dentro de critérios técnicos, assim como assegurar-se de que estão coerentes com os objetivos e a estratégia da clínica. Obviamente, os riscos financeiro e econômico também devem ser considerados na hora de decidir. Portanto, são objeto de aprovação pelos sócios;

b) Outras aquisições acima de determinado valor – por exemplo, sistemas de gestão, equipamentos não diretamente relacionados aos procedimentos médicos (sistemas de ar condicionado, obras, reformas, por exemplo). Abaixo desse valor determinado, os sócios poderiam permitir que o gestor assuma os riscos sem sua aprovação;

c) Mudança de local da clínica, abertura de clínicas satélites ou outras unidades;

d) Alteração do foco da clínica: de especializada para multiprofissional, por exemplo;

e) Fechamento de unidades, clínicas satélites ou da própria matriz;

f) Estabelecimento de contratos com planos de saúde, seguros e convênios com empresas;

g) Contratação de pessoal relacionado diretamente ao atendimento técnico – médicos, enfermeiros, farmacêuticos, técnicos ou assistentes;

h) Contratação de pessoal relacionado à administração, atendimento telefônico, recepção, manutenção e outros. Nesse caso, assim como no do item anterior, podem ser definidos critérios para as contratações, sejam eles por valores da contratação ou por pré-requisitos mínimos desejáveis do candidato;

i) Contratação de empréstimos e financiamentos no sistema bancário ou fora dele. Aplicações e investimentos financeiros. Outros investimentos além do escopo da clínica;

j) Contratação de seguros – roubo, incêndio, alagamento, lucros cessantes, responsabilidade civil ou outros.

2) Quanto à própria sociedade

a) Remuneração dos sócios: conforme mencionado no Capítulo 2, os sócios esperam a remuneração de seu capital via distribuição de lucros, que pode ser feita em espécie ou em bens, e não precisa ser proporcional à quantidade de cotas possuídas pelos sócios. Há que se definir a proporção do lucro total a ser distribuído entre os sócios e, também, o percentual de votos necessário para a determinação do destino desses lucros – reinvestimento ou distribuição, por exemplo. Uma clínica pode querer investir seus lucros na construção de um prédio novo para o seu uso (ou para outros fins), mas colocá-lo em nome das pessoas físicas dos sócios. Nesse caso, todos os pagamentos da reforma deveriam ser lançados como distribuição de lucros aos sócios, na proporção em que eles decidirem;

b) Admissão de sócios: os quesitos para que uma pessoa se torne sócia da clínica, aceitação desse novo sócio pelos outros e parâmetros para o cálculo do valor das cotas a serem adquiridas devem ser estabelecidos;

c) Saída de sócios: fórmula de cálculo da valoração das cotas, responsabilidades pelo passado, cronograma da saída – aviso aos pacientes, mercado, convênios – são exemplos de temas a serem definidos;

d) Associação com outras clínicas: definições estratégicas de aceitação de clínicas associadas podem ser estabelecidas no acordo de cotistas. Exemplos: a aceitação de concorrentes, clínicas de outras especialidades ou em outras regiões, com outros planos de Saúde ou tipos de tratamentos;

e) Sucessão: obrigatoriedade de saída de sócio por idade, doença grave ou, ainda, por decisão própria – quais passos deverão ser seguidos (vide *Capítulo 7, Sucessão em Clínicas Médicas*, que trata especificamente desse assunto);

f) Seguro de sucessão: tipos de seguro a serem contratados, critérios de valoração da apólice e da importância segurada.

A entrada de sócios numa clínica é um tema bastante delicado. Poderíamos dividi-lo em duas partes:

a) Parentes dos sócios

Contrariamente ao que muitos acreditam, a entrada de filhos e parentes na sociedade não é uma situação simples ou "automática". É saudável que se registre no contrato de cotistas os requisitos desejados para a entrada de familiares na sociedade.

Assim como outros candidatos a sócios, os parentes interessados deverão ser aceitos formalmente pelos demais membros da sociedade. Critérios de aceitação poderão ser estabelecidos previamente, como: o sócio entrante deverá ter experiência mínima de "x" tempo em outras clínicas; ter residência e/ou pós-graduação acadêmica na especialidade; ter cadastro limpo junto aos órgãos de proteção ao consumidor e não ter pendências tributárias ou judicias de nenhuma espécie. Também poderá ser determinado que deve haver um percentual mínimo de aprovação dos outros sócios para que um parente seja admitido na sociedade.

Por outro lado, há que se certificar de que esse parente deseja ser sócio e trabalhar na clínica, de que seus objetivos, valores e conceitos são similares, de assumir todos os "ônus e bônus" do negócio, encarando seus mais diversos riscos como qualquer outro sócio, evitando assim algum desequilíbrio na sociedade.

Novamente, será necessário estabelecer as regras de votação, mínimos exigidos e, eventualmente, até um período de experiência para verificar se o convívio como sócio é saudável e promissor.

b) Terceiros, sem qualquer parentesco com o(s) sócio(s)

Também assunto do Capítulo 7, as regras de entrada devem constar nesse acordo de cotistas, de tal forma que o processo seja o mais transparente possível. Isso certamente ajudará na legitimação do ingresso desse novo sócio.

A saída de sócios também pode ser objeto de regras no contrato social ou no acordo de cotistas. É importante que se estabeleça sob que condições os sócios poderão se retirar, tanto no aspecto de valoração das cotas e prazo de seu pagamento, como no prazo dessa retirada, responsabilidades, relacionamento com os pacientes e motivação.

Se, por um lado, um sócio pode individualmente requerer sua saída, por outro, os sócios também poderão decidir pela retirada de um sócio. Novamente, as regras devem ser criadas em relação ao motivo dessa saída, prazos, direitos e deveres da sociedade e do sócio que está sendo retirado. Quanto mais claros os critérios para esse processo, mais fácil, tranquilo e menos custoso será o processo de desligamento.

Por ser um negócio que está diretamente ligado à prestação de serviços pelos próprios sócios, será importante que as famílias dos integrantes tenham conhecimento dos principais aspectos do acordo de acionistas e do contrato social. Isso porque, caso ocorra alguma situação em que sejam chamados a tomar decisões, se houver algum acontecimento trágico (falecimento ou doença grave, por exemplo) ou, ainda, se for requerido aporte de recursos em que estejam envolvidos, saberão que medidas estão previstas e acordadas.

O terceiro aspecto é relativo a **quando as decisões devem ser votadas.**

Em qualquer empreendimento, o ideal é que seus sócios tenham conhecimento do que lá se sucede. Para que isso ocorra, é fundamental que os sócios disponham de uma base de informações confiável e atualizada para que tenham condições de tomar decisões, conforme já foi mencionado nos capítulos anteriores. Além disso, devem estar cientes dos principais acontecimentos, problemas, soluções propostas e atitudes tomadas.

Obviamente, como os sócios muitas vezes atuam como médicos em suas clínicas, e talvez ainda acumulem o papel de gestor, não é possível convocar reuniões a todo instante para a tomada de decisões, em função do pouco tempo disponível.

Recomenda-se o estabelecimento de reuniões periódicas de cotistas, com pautas predefinidas, em que são tomadas as decisões. A apresentação dos números da clínica e principais relatórios deveria ser item obrigatório em reuniões mensais, para que se possa vislumbrar a situação econômica-financeira ao longo do tempo.

Quanto a outros assuntos, a sugestão é que os problemas sejam apresentados previamente para o estudo dos sócios e que nas reuniões possam ser esclarecidas dúvidas, realizar amplo debate, esgotando-se as possibilidades e cenários, para, finalmente, se tomar as decisões requeridas.

Acrescento, a seguir, alguns trechos do livro Governança na empresa familiar[1], que trata sobre acordos de cotistas:

---

1. BERNHOEFT, Renato; GALLO, Miguel. Governança da empresa familiar: Gestão, poder e sucesso. Rio de Janeiro: Editora Campus, 2003 (pp. 91-92).

"Nenhum modelo societário dura para sempre. E a capacidade de reforçá-lo vai depender das condições que seus componentes tenham para fortalecer, ou renovar, seus vínculos e compromissos..."

"(...) O processo de elaboração do 'acordo' (debates, discussões, compromissos, concessões mútuas etc.) é tão importante quanto seu conteúdo. Um 'acordo' elaborado por um terceiro ou imposto por um patriarca, e não discutido entre as partes, não gera compromissos e, portanto, terá vida curta. É bom lembrar também que cada geração é uma nova sociedade. Para tanto, além de ser necessária uma revisão, no mínimo anual, o surgimento de novos herdeiros exige conscientização e revisões."

"Aproveite para estabelecer e negociar esse "acordo", preferencialmente com o fundador vivo e numa época em que os negócios e as relações familiares estejam bem. Dialogar sobre essas questões, tendo como pano de fundo um clima de harmonia, é muito mais positivo do que quando as crises já apareceram. Sei que para muitos isso pode parecer um pouco duro e difícil. Pensam até que podem antecipar e chamar a atenção dos herdeiros para os problemas futuros. Mas não se iluda: sua família é muito especial, mas, com certeza, também é normal. E, sendo normal, costuma ser maravilhosa, mas, algumas vezes, o é apenas na fotografia. Ao vivo e em cores terá, com certeza, alguns conflitos, divergências e diferenças. O que não é nenhum crime ou problema insolúvel, exige apenas um comportamento preventivo.

Aos fundadores empreendedores, diria apenas que se torna da maior importância compreender em que momento o fundamental não é mais apenas cuidar do crescimento dos negócios. O prioritário agora é assegurar a continuidade de sua obra. Um lembrete: o imortal deve ser a empresa e a sociedade. Você mortal. Sua imortalidade se fará pelos seus ideais e valores. Isto é o que permanece e assegura a continuidade de uma obra. Encare os desafios como sempre o fez. Este é apenas um pouco diferente. Ele é de caráter existencial, mas vale a pena. Compreenda que a criatura (a empresa) tornou-se maior que seu criador (você)."

Para concluir este capítulo, cito duas situações que presenciei, envolvendo o falecimento de um dos sócios de uma clínica.

1) Havia no contrato social uma cláusula que indicava que, nesse caso, deveria ser feito um balanço patrimonial e compradas as cotas dos herdeiros ou sucessores daquele sócio. No entanto, o problema apresentado foi a falta de informações fidedignas para a elaboração desse balanço. Equipamentos tinham sido comprados pela pessoa física dos médicos e não constavam no patrimônio da clínica, em épocas mais distantes tinham sido feitos aportes de

capital para reforma do prédio onde se localizava o estabelecimento, mas não havia a informação de quanto cada sócio tinha depositado individualmente. Foram feitas propostas para os herdeiros baseados nas informações formais da clínica e eles não aceitaram. Depois de muitos meses de negociações, contratação de empresa especializada em levantamento dos valores da clínica, conversas com advogados, audição de testemunhas, conseguiram chegar a um valor aceitável para todas as partes. A falta de previsão mais específica sobre o possível falecimento de sócio custou tempo e dinheiro nas contratações de terceiros para a resolução do caso.

2) Em outro caso de falecimento de sócio, este tinha uma ex-esposa e uma segunda esposa, além de filhos com ambas. Os sócios remanescentes tiveram que negociar com as duas os valores da compra das cotas. Aqui também houve muita negociação, inúmeras reuniões e desgastes até que se chegasse a um denominador comum a todos.

Capítulo 4

Aspectos das sociedades a serem considerados na vida da clínica

- Pode dizer-me que caminho devo tomar?
- Isto depende do lugar para onde você quer ir.
- Não tenho destino certo.
- Neste caso qualquer caminho serve.

Trecho do livro *Alice no País das Maravilhas*, de Lewis Carroll[1]

O texto acima retrata bem uma das preocupações ao se ter um negócio: definir claramente seus objetivos, aonde se quer chegar. Em qualquer momento da vida de um empreendimento, é fundamental pensar e repensar os objetivos do negócio e considerar se as afinidades entre os sócios permanecem verdadeiras. Somente com essas definições é que as decisões poderão ser tomadas.

Cabem aos sócios essas definições e percepções, uma vez que o patrimônio investido lhes pertence e eles buscam, como investidores, a remuneração do capital. E como indivíduos, um bom ambiente de trabalho que lhes traga realização pessoal e profissional.

Além disso, será importante conversar sobre os princípios que norteiam os negócios, os valores morais, os limites de aceitação das definições individuais dos membros da sociedade. Quanto mais os sócios conhecerem mutuamente seus desejos, forma de pensamento, aspirações pessoais e profissionais, maior a chance de sucesso do negócio.

A construção dos objetivos, missão e visão, o entendimento dos valores e princípios individuais deverão ser feitos em conjunto pelos sócios. Nesse processo, é comum que todos os papéis desses sócios, como os mencionados no capítulo anterior, estejam presentes: aquele que quer maximizar a remuneração do seu capital; o administrador que deseja um fluxo de informações coerentes, eficiência na operação, e, tudo funcionando a contento; o médico que quer todos os recursos disponíveis para o bom atendimento aos pacientes; enfim, o ser humano que almeja prosperidade, realização pessoal e financeira.

Como cada pessoa tem sua história de vida, seus próprios questionamentos, objetivos e forma de encarar a vida profissional, quanto mais profundamente os sócios entenderem a posição do outro, melhor serão resolvidas as diferenças.

Em muitos casos em que sou procurada para ajudar na constituição de sociedades, já se percebem tantas diferenças e incompatibilidades que o processo de

1. CARROLL, Lewis. *Alice's Adventures in Wonderland*. 1 ed. 1865.

formação do empreendimento acaba interrompido. As mais frequentes se referem à disposição aos riscos, formas de trabalho, objetivos, disponibilidade financeira, relacionamento humano e ao tratamento fiscal e tributário do negócio.

Essa descoberta pode ser feita a qualquer momento da vida de uma sociedade. Se a realidade não se torna clara logo no início, ao longo do tempo, os problemas podem corroer a relação e, certamente, no pior momento - da clínica ou dos sócios - eles se apresentam, muitas vezes inviabilizando a continuidade da sociedade.

Uma das formas de aprofundar esse conhecimento mútuo, por mais que esses futuros sócios sejam amigos ou familiares, é a elaboração de um plano de negócios em que todos os riscos do empreendimento sejam discutidos e entendidos. Na medida em que esses riscos ficam claros, as soluções e formas de enfrentá-los podem trazer à tona as diferentes abordagens de cada um. Muitas delas poderão ser adequadas e adaptadas pelos sócios, mas as fundamentais, que envolvem valores éticos e morais, já são mais difíceis.

Como exemplo usarei, situações que presenciei com os meus clientes:

"Meu irmão quer sair da sociedade, pois quer se dedicar à pesquisa e à carreira acadêmica e eu não estou de acordo. Preciso de uma avaliação do negócio para saber quanto vale. Não vou pagar nada a ele porque não concordo com sua saída".

Esta situação demonstrou a falta de clareza de uma situação em que não havia uma diretriz indicada em qualquer documento da sociedade – contrato social ou acordo de cotistas – estabelecendo o critério de retirada de um sócio.

Nesse caso, os papéis dos médicos-sócios e os objetivos não estavam bem definidos quando se constituiu a sociedade: o sócio retirante não queria mais ter investimentos na clínica, aceitava trabalhar como médico recebendo seus honorários e passou a ter maior interesse na carreira acadêmica. Pessoalmente, estava desgostoso com o ritmo de trabalho e critérios de qualidade do atendimento que a clínica estava realizando.

Já o sócio que permaneceria, tinha dedicação total ao negócio, atuava como médico e como gestor, possuía investimentos fora da clínica e não tinha interesse em relacionamento com o ambiente acadêmico.

Provavelmente quando eles se associaram, anos antes, seus objetivos de vida e profissionais eram muito similares, assim como deveriam ter muitas afinidades. Ao longo do tempo, essas premissas deixaram de ser verdadeiras e a situação acabou invadindo suas vidas familiares, seu relacionamento como sócios e como irmãos.

Nesse exemplo, pode-se analisar o papel de cada um na negociação. Enquanto médicos, o relacionamento se manteve já que não houve qualquer questionamento quanto à competência, eficiência ou forma de atuação. Como irmãos – portanto, na vida pessoal – o relacionamento se misturou com o de sócios e o problema apareceu de maneira mais contundente. Como era inadmissível para um dos irmãos saber que o outro tinha aspirações profissionais diferentes, o relacionamento como um todo acabou sendo prejudicado.

Quando se discute um plano de negócios ou, ainda, na elaboração de um planejamento estratégico para a clínica, essas diferenças aparecem e podem ser tratadas ou encaminham à separação. Isso significa que, como as premissas de cada um mudam ao longo do tempo, a prática de repensar o negócio deve ser feita periodicamente. **O tempo entre uma revisão e outra pode variar de uma clínica para outra, mas o importante é não deixar de fazê-la!**

Nessa perspectiva, um assunto de extrema importância a ser considerado é a entrada e saída de sócios da clínica.

Quando isso pode acontecer e de que forma os sócios devem conduzir esse processo?

A qualquer momento pode haver interesse em trazer novos sócios para a clínica e com objetivos bastante diferentes. Vamos pensar nas situações mais comuns:

1) Desejo de aumentar o potencial de atendimento da clínica, inserindo um profissional com especialidade diferente das já existentes ou para o aumento da capacidade de atendimento de maior número de pacientes, ainda que com profissionais da mesma especialidade.

2) Ter afinidade quanto aos valores éticos, competência e forma de trabalho com algum profissional específico que poderia agregar valor à clínica.

3) Filhos, sobrinhos e outros parentes que desejam entrar no negócio da família.

4) Outras clínicas que se interessam em uma fusão para atender melhor ao mercado e aproveitar sinergias para, conjuntamente, aumentarem os ganhos.

Para que o processo não gere problemas entre os sócios já existentes, é preciso que se estabeleçam critérios de admissão de novos cotistas na clínica. Gosto de provocar os donos de clínicas para refletirem sobre os seguintes aspectos:

1) O sócio que seria admitido tem os mesmos valores éticos e morais que os sócios atuais da clínica?

2) Possui posturas técnicas, científicas e de comportamento com os pacientes, equipe da clínica e outras pessoas similares aos dos sócios atuais?

3) Qual é o grau de decisão que esse novo sócio terá? Com que percentual ele entrará na sociedade?

4) Quais os requisitos básicos a serem analisados para a entrada de qualquer sócio? Exemplos: certificação acadêmica em determinados procedimentos, nível mínimo de escolaridade, trabalho anterior – por tempo mínimo exigido – em outras clínicas ou hospitais, estudo ou títulos acadêmicos no exterior.

5) Que percentual de votação decidirá pela admissão do novo sócio? Quem cederá ou venderá as cotas ao novo sócio?

6) Filhos, sobrinhos, irmãos e parentes em geral passarão pelo mesmo crivo ou terão preferência na admissão?

7) O novo sócio terá qualquer interferência na administração na clínica?

8) Qual será o critério de distribuição de lucros para esse novo sócio?

9) Qual será o critério de pagamento de honorários médicos para esse novo sócio?

10) Quais serão os critérios caso seja necessário aporte de capital na clínica?

Todos esses questionamentos são importantes na medida em que se busca o equilíbrio de uma sociedade em qualquer empreendimento. Se o novo sócio tiver características tão diferentes que desestabilize essa situação, certamente trará problemas futuros e com grande chance de gerar conflitos importantes que poderão até inviabilizar a operação da clínica.

Para exemplificar, ouvi de um cliente o seguinte relato: "Tenho minha clínica há anos e sempre atuei sozinho. Estou preocupado com a situação em longo prazo e preciso achar soluções para a continuidade da clínica. A opção que me foi dada é de fazer uma franquia. Assim, eu teria diversos profissionais em minha clínica, trabalhando comigo. Gostaria de pensar mais profundamente sobre isso, pois me encanta a ideia de abrir mais possibilidades de atendimento aos meus pacientes".

Antes de entrar no modelo econômico financeiro proposto do novo negócio, fiz algumas perguntas a esse profissional e obtive as seguintes respostas:

a) Qual é o mix de pacientes que você tem? Qual é o percentual de pacientes de convênios e de particulares?

Resposta: Não atendo convênios, apenas clientes particulares.

b) Normalmente, quanto tempo você dedica ao seu paciente em uma consulta?

Resposta: Uma hora inteira, pois tenho como princípio um atendimento de primeira qualidade e, portanto, com tempo para entender todo o quadro do paciente.

c) Essa franquia faz exigência de atendimento a convênios ou vocês continuariam atendendo somente a particulares?

Resposta: Necessariamente abriríamos para convênios, pois não teríamos tantos pacientes particulares que justificassem o aumento do número de profissionais na clínica.

d) Quanto tempo essa franquia propôs para o atendimento dos pacientes por consulta?
Resposta: 20 minutos por paciente

e) Você considera que os 20 minutos são suficientes para atender com seu padrão de qualidade, conforme relatou nas perguntas anteriores?
Resposta: Não, não considero suficiente e ficaria muito angustiado se tivesse que trabalhar dessa forma.

Ora, se o meu cliente não queria trabalhar num formato de consultas mais curtas e se sentiria angustiado, por que entraria num modelo desses? Não está claro que com a entrada desse sócio, mesmo sendo uma franquia, não haveria conciliação de forma de trabalho e princípios? Então, por que avaliar essa hipótese se, numa primeira análise, já percebemos que a probabilidade de insucesso é enorme?

Antes de admitir qualquer sócio, é preciso analisar individualmente quais são os princípios de cada um: como será mencionado no Capítulo 7, é fundamental entender o que é ou não aceitável. Novamente, é importante entender que as emoções de cada um é que determinam esses princípios.

O segundo passo é conversar com os sócios e estabelecer os princípios comuns a todos e que não são negociáveis, pois são parte fundamental no relacionamento e ancoram a sociedade.

Também podem ser desenvolvidos quesitos para avaliação do candidato a sócio. Dessa forma, para sua admissão, será necessário que os critérios sejam verificados, testados e sentidos pelos sócios originais.

Além das questões discutidas anteriormente há que se entrar no aspecto econômico financeiro da admissão de sócios. A que preço o novo sócio entrará na sociedade, ou seja, qual é o valor das cotas que ele está adquirindo? Qual é a forma de pagamento e em quanto tempo se dará o pagamento? Que tipo de garantias serão exigidas?

Uma tarefa difícil, mas necessária, é a definição das funções de cada um. Em algumas clínicas, há a divisão de tarefas: um sócio cuida da administração e finanças, outro do relacionamento com os médicos e profissionais que lá trabalham. Os sócios podem assumir também as áreas de relacionamento com os convênios, divulgação da clínica perante o mercado, sistemas de gestão e prontuários eletrônicos, busca e aquisição de equipamentos e tantas outras. Há certas sociedades que fazem rotação dessas funções. Outras, ainda, estabelecem remuneração específica para cada cargo, de tal forma que, se algum sócio não quiser assumir qualquer uma dessas funções, não haverá "injustiças" na relação responsabilidades *versus* rendimentos.

Conforme abordado no Capítulo 2, determinar a remuneração pertinente a cada papel do médico na sociedade é muito importante. No caso em que estamos tratando – das funções dos sócios –, podemos pensar da seguinte forma: relembramos que um sócio é remunerado pelo investimento de capital. Assim, se ele assumir a função de gestor administrativo, por exemplo, deverá ser remunerado pelo tempo dedicado a essa função e suas responsabilidades. Se em determinado momento, ele resolver contratar um gestor profissional, vai deixar de receber a remuneração, mas continuará com seus lucros de sócio investidor. Ou seja, se alguém exercer a função de gestor, terá remuneração, e os lucros da clínica deverão ser calculados da mesma maneira. A princípio, supondo que a remuneração não mude para o cargo de gestor (o novo asusmirá pelo mesmo valor que o sócio custava à clínica), o sócio receberia igual valor de lucro por seu capital investido.

De maneira oposta, se não houver definição das funções e das remunerações, poderá ocorrer uma sensação de desequilíbrio na sociedade. Comentários como "Trabalho como um louco para gerir a clínica e, no final do mês, o meu sócio ganha a mesma coisa que eu, mas não lida com nada disso!" são típicos de uma estrutura em que falta clareza de funções e respectivas remunerações. E os desequilíbrios são uma rota infalível para situações críticas de manutenção da sociedade.

Manter controles gerenciais, balancetes mensais e balanços anuais, bem como os relatórios de produção e seus indicadores de resultados é importantíssimo para que essas informações possam servir de base para a valoração da clínica e, por consequência, das cotas do capital social. Esse assunto específico é tratado no Capítulo 6.

Adicionalmente, fazer o registro das remunerações e gastos confere transparência e clareza à análise dos rendimentos dos sócios e gestores de maneira a não haver percepção de eventuais "injustiças" que prejudiquem o relacionamento.

E, já que estamos falando em desequilíbrio entre os sócios, quais são as situações mais comuns de um membro querer deixar a sociedade?

• Buscar outros desafios profissionais. Exemplo: seguir carreira acadêmica ou em hospital;

- Interesse em outra especialidade que não é atendida na clínica atual;
- Mudança de cidade ou país;
- Redução da carga de trabalho;
- Aposentadoria;
- Invalidez;
- Ganhos insatisfatórios;
- Aversão aos riscos de um negócio: não correr mais riscos com seu patrimônio ao ser cotista numa clínica;
- Convivência difícil com os sócios;
- Relacionamento complicado com os funcionários ou com outros médicos;
- Atuação diferente da atual não sendo aceita pelos outros sócios;
- Anseios diferentes dos sócios: mudar mix de pacientes particulares x convênios, trabalhar menos x expandir a clínica.

Na maioria das vezes em que atuei ou vivenciei uma saída de sócios, os problemas existiam em diversos setores, mas, na discussão, eles convergiam para a questão da remuneração. Se os motivos reais não forem claros para cada um dos participantes nessas conversas e tratativas, ficará cada vez mais difícil encontrar um rumo pacífico para a separação. O Capítulo 5, *Negociação na Separação de Sócios*, tratará especificamente desse assunto.

Aproveito o ensejo para disponibilizar um trecho do livro *Guia de sobrevivência do empreendedor*[1], escrito por Pedro Mello, que trata do envolvimento dos sócios em um negócio.

"Que tipo de sócio você quer: o porco ou a galinha?

Para descobrir se alguém será, ou não, um bom sócio da sua empresa, recomenda-se uma dupla imbatível: ovos com bacon.

Como assim, 'cara-pálida'?

Deixe-me explicar: como se sabe, ovos com bacon é um prato tipicamente americano servido no café da manhã. Para prepará-lo, são necessários dois animais, o porco e a galinha.

Qual é a diferença entre eles?

A galinha está levemente envolvida com os ovos, enquanto o porco está totalmente comprometido com o bacon. Ou seja, a galinha põe o ovo e vai ciscar ao sol, mas é o coitado do porco, rapelado e estripado, que vê sua pele fritar e torrar na frigideira.

Apesar de pouco sutil, a metáfora do porco e da galinha retrata um modelo de sociedade destinada a fabricar desgastes em série, uma vez que os sócios têm participações e riscos incompatíveis (ou, no mínimo, muito desiguais). De um

---

1. MELLO, Pedro. Guia de Sobrevivência do Empreendedor. São Paulo: Editora NR, 2005 (pp. 21-23)

lado, está a galinha talentosa, com ideias originais e a capacidade de trabalho, mas sem um tostão no bolso. Do outro, o investidor, que, arriscando o próprio couro, dispõe-se a abrir a carteira para apostar na tal boa ideia. Esse tipo de associação, produto da fome com a vontade de comer, sempre nasce bem, mas, a menos que se ganhe dinheiro muito rápido, seu destino geralmente é triste, gerando prejuízo de um lado e frustração do outro.

A metáfora dos ovos com bacon não deixa de ser um tanto reducionista, por determinar o grau de comprometimento de um sócio pelo dinheiro que ele colocou no negócio – ainda mais porque muitos dos que entram apenas com trabalho estão efetivamente comprometidos até o pescoço com o negócio. De qualquer modo, a experiência mostra que o dinheiro investido ainda é o melhor termômetro para indicar quem realmente acredita no sucesso de um projeto. Afinal, como dizia Machado de Assis, "melhor cair das nuvens do que de um quarto andar". Logo, é melhor perder um ano do que um milhão.

Se você pretende montar uma sociedade com alguém, lembre-se disso: quanto mais porcos uma empresa tiver (leia-se mais dinheiro e mais comprometimento), mais chances de sucesso terá. Sim, isso é bastante óbvio, muito desejável, mas nem sempre possível. Na sociedade de galinhas com porcos, quem investe quer gastar o mínimo e quem é financiado quer ter o máximo possível de dinheiro para tocar a empresa – de preferência com um belo pro-labore. Eis uma situação delicada, complexa e potencialmente explosiva. Para reduzir a zona de atrito, a melhor combinação é a que reúne bom senso e parcimônia. Comece pequeno, com o mínimo de investimento – um pro-labore simbólico, que mal paga as contas de casa, espanta a acomodação e obriga os sócios a se desdobrarem para injetar mais dinheiro na empresa. O negócio vai levar mais tempo para crescer, mas, pelo menos, será construído em bases mais sólidas e difíceis de serem abaladas no futuro.

Os recursos limitados, de certa forma, fazem bem aos negócios. Com dinheiro sobrando, a tendência é repetir tudo aquilo que já foi feito 200 mil vezes, geralmente sem bons resultados, em todas as áreas – estrutura, vendas, marketing e por aí afora. O dinheiro curto, por sua vez, estimula a criatividade, parcerias e alternativas, ou seja, o que realmente importa no atual ambiente de negócios.

A grande questão aqui é distinguir dois tipos diferentes de dinheiro curto. Um é o tal que estimula a criatividade. O outro é aquele que aperta o pescoço da galinha, estrangula o negócio, empobrece o produto, asfixia a qualidade e sufoca a empresa. É a economia burra, que irriga a árvore com tão pouca água que apenas garante a sobrevivência das folhas, mas inviabiliza a produção dos frutos. Dessa forma o porco investidor, com dinheiro, mas sem visão, não investe de verdade, só pinga o mínimo do mínimo e, com isso, inviabiliza a decolagem do negócio. Em decorrência, coloca a galinha num eterno banho-maria. E, assim, por mais que ela trabalhe, se comprometa e faça milagre com pouco ou quase nada, estará reduzida a uma canja insossa pela obtusidade do porco – que tem medo de virar torresmo e que, apenas e exclusivamente por ter medo, acaba mesmo virando torresmo ao sufocar a sua galinha dos ovos de ouro."

Capítulo 5

Negociação na separação de sócios: a razão prevalece sobre a emoção?

F requentemente, as sociedades passam por processos de cisão, separação, enfim, término do período de atividades conjuntas. São muitos os fatores que geram o desconforto entre os sócios e conduzem à separação.

O que é o sucesso? É exatamente aí que começam as diferenças entre os sócios. Cada um entende, de maneira individual, **onde quer chegar e como**. Não necessariamente esses caminhos são similares numa sociedade.

Quando se inicia uma negociação de compra/venda de cotas de uma sociedade qualquer, é preciso ter claro quais são os objetivos de cada um. Usualmente, o mais importante para quem está negociando é **maximizar o valor a receber –** para aquele sócio que esteja se retirando da sociedade, ou **minimizar o valor a pagar –** para quem permanece na sociedade. Aspectos como uma saída mais rápida que permita dedicação de tempo e atenção para outros assuntos, e que possibilite o menor sofrimento, também estão na pauta na maior parte dos casos.

Em todas as negociações de que participei até hoje, pude constatar que existe uma enorme dificuldade dos envolvidos negociarem racionalmente.

DECISÕES	FATORES
Racionais/ Econômicas	Objetivos
Emocionais	Subjetivos

No início de uma negociação, se nota primeiramente que o objetivo principal é obter o maior valor possível para sair da clínica. Nada mais compreensível, já que está em jogo a valorização de um negócio construído pelos sócios que querem ter sua remuneração pelo trabalho realizado e pelos lucros futuros.

Durante as conversas, costumam surgir divergências de percepções e valores que transformam a negociação em um campo de batalha. Os argumentos se radicalizam quando a ótica pende para o lado pessoal dos fatos: o ambiente fica tenso e o desentendimento se estabelece.

Normalmente, esse é o momento em que as emoções dificultam a percepção da clareza dos fatos e contribuem para o estabelecimento de uma nuvem pesada, impedindo a visualização de soluções para as possíveis divergências.

Há também uma extrema dificuldade de se diferenciar o que são questões da negociação em si e o que são sentimentos de cada parte que extrapolam a própria questão: será que a posição que se está tomando não é um enfrentamento direto para não deixar que o outro considere-se vitorioso, em detrimento de valores e condições que poderiam ser aceitáveis?

Já me deparei com um médico dizendo, no processo de divisão da sociedade com o irmão na clínica: "Não vou pagar nada a ele, afinal, fui eu que o convenci a estudar Medicina, que o convidei a trabalhar aqui e agora ele quer sair assim, e ainda recebendo?"

Será que, na medida em que há o foco extremado na obtenção do máximo valor possível, não se perdem oportunidades de aplicar melhor o tempo e o próprio dinheiro que se conseguiria em um acordo naquele momento da negociação?

Em outros casos que acompanhei recentemente, ocorreram esses mesmos sentimentos: a angústia em não deixar que o sócio tenha a sensação de que teria conseguido alguma de suas reivindicações aceita era maior do que a disposição de se encerrar as negociações com um acordo que satisfizesse ambas as partes. Em tais situações, a tarefa mais difícil como consultora é a de trazer a realidade dos fatos e as vantagens em se aceitar uma ou outra proposta que atenda as condições desejadas pelos clientes.

Superar frases como: "Mas ele(a) vai sentir que ganhou mais se eu aceitar essa proposta", mesmo quando inicialmente já se tinha como aceitáveis aquelas condições, é sempre um desafio para quem dá apoio às negociações e consegue manter um olhar "de fora" da situação.

Exatamente em função desses desvios de foco, proponho uma lista de tarefas antes de começar efetivamente a negociação:

1) Estabeleça seus objetivos em relação à clínica e à negociação. Defina suas prioridades pessoais: liste o que seria aceitável ou não para você, conforme suas características pessoais e seus propósitos. Exemplos:

- "Não estou disposto(a) a correr o risco da empresa sozinho(a)";
- "Aceitaria ficar por mais três meses trabalhando lá caso eu venda minhas cotas";
- "Só aceitaria receber minha parte do negócio em dinheiro";
- "O valor a receber das cotas deveria estar liquidado até o prazo de um ano";
- "Aceito receber algum equipamento ou uso da clínica por um tempo sem aluguel de sala, caso continue a clinicar";

• Pensar em valor desejável e valor mínimo aceitável a receber (em caso de venda das cotas) ou máximos a pagar (no caso de compra das cotas);

• Desvincular o imóvel da clínica e negociar separadamente sua locação, compra ou venda.

2) Entenda todas as relações com os envolvidos nas negociações. Se os sócios forem da mesma família, torne claros, para você mesmo, os interesses e relacionamentos. Por exemplo, faça um diagrama com todas as instâncias envolvidas – assuntos e pendências com a empresa, relacionamentos familiares que estão em jogo, riscos da separação com cada instância envolvida, inclusive na rotina e desempenho da empresa. Como exemplo, segue uma ilustração de como separar cada grupo de pessoas, organizações ou preocupações que estão presentes quando da negociação:

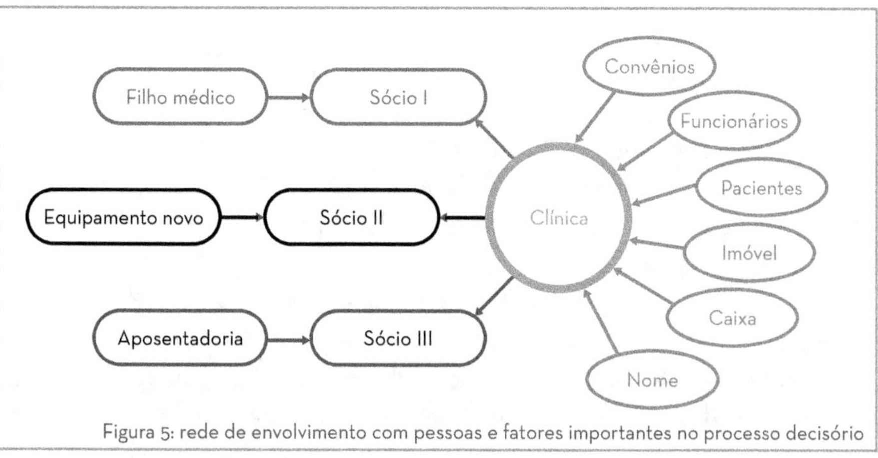

Figura 5: rede de envolvimento com pessoas e fatores importantes no processo decisório

3) Detalhe todas as alternativas possíveis de resultado das negociações. Exemplo:

• Comprar todas as cotas do sócio;
• Comprar parte das cotas do sócio;
• Vender todas as suas cotas para o sócio;
• Vender parte das suas cotas para o sócio;
• Vender todas as suas cotas para um terceiro;
• Vender parte de suas cotas para um terceiro;
• Ambos os sócios venderem todas as suas cotas para terceiros;
• Ambos os sócios venderem parte das suas cotas para terceiros;
• Encerrar as atividades do negócio como um todo.

4) Elimine as alternativas que são conflitantes com o que é inaceitável para você e, nas negociações, concentre-se naquelas que são aceitáveis, buscando o acordo nessa direção.

Exemplo:

• Como não quero correr o risco da empresa sozinho, então não é válida a alternativa de comprar toda a parte do sócio;
• Meu sócio só poderá vender suas cotas para um terceiro somente se eu estiver de acordo.

5) Esforce-se ao máximo para manter as negociações no plano racional, focando-se nas alternativas que são as mais interessantes para você e não nas vantagens ou benefícios que você pensa que seu sócio estaria eventualmente obtendo.

6) Mantenha sempre todos os controles financeiros e de produção da clínica em dia. Os números serão parte fundamental na negociação. Se não tiver essas informações, o processo será muito mais complicado, pois os valores serão medidos pela "sensação pessoal" e não baseados em critérios técnicos de avaliação do patrimônio que está sendo objeto de discussão entre as partes.

Durante o processo de negociação, atenha-se aos valores tangíveis e procure critérios de valorização dos intangíveis. Busque manter sempre o foco, sem entrar em provocações pessoais. Acusações de que trabalhou mais do que o outro, ou que se dedicou à gestão da clínica enquanto o sócio sequer olhou para esses assuntos, não trarão resultados concretos, a não ser complicar o processo de negociação. Quanto mais sentimentos e ressentimentos envolvidos nas conversas, menos objetivas serão as colocações e itens a serem negociados.

Inicie fazendo uma oferta (seja ela de venda ou de compra) com uma proposta que considere justa. Inclua alguns detalhes, mas não ultrapasse uma página. Exemplo:

• Valor ofertado
• O que inclui:
    ✓ Imóvel ou seu contrato de locação;
    ✓ Móveis e equipamentos;

✔ Valores a receber e a pagar (critério de medição na hora do fechamento do contrato);

✔ Contratos com convênios;

✔ Toda a equipe;

✔ Empréstimos e financiamentos em andamento.

• Forma de pagamento

Use esse documento como referência ao ouvir a contra-proposta e, a partir daí, desenvolva a negociação. Quando chegar a um acordo nos itens principais (esses listados acima e alguns outros que sejam relevantes para os sócios), insira na conversa mais detalhes.

Exemplos:

• Prazo de retirada do sócio;

• Responsabilidades de cada um quanto à documentação e representação em órgãos federais, estaduais e municipais;

• Elaboração do contrato;

• Garantias do negócio.

Só considere o processo todo finalizado e informe as mudanças a todos os envolvidos quando os contratos forem assinados e eventuais valores pagos. Até a assinatura oficial e final acontecer, tudo pode mudar.

Advogados, contadores e consultores devem ser consultados durante o processo de negociação e na elaboração dos contratos. Existem muitas situações fiscais e tributárias que podem influenciar a execução desses contratos. Por exemplo: se o imóvel da clínica tiver que mudar de propriedade, há que se definir quem arcará com esses custos; se a venda de cotas gerar lucro, há que se recolher corretamente os impostos pertinentes (certificar-se dos valores e prazos).

Durante todo o tempo em que houver a negociação não descuide dos negócios da clínica.

É comum que o processo seja extremamente desgastante, então, a tendência dos envolvidos é dedicar-se quase todo o tempo a desenvolver as negociações, elaborando alternativas e estudando os próximos passos. Não se pode esquecer que, enquanto isso, os funcionários da clínica poderão estar inseguros quanto ao futuro, seus concorrentes tentarão abocanhar uma fatia maior de mercado, seus pacientes farão mais exigências e suas negociações com os convênios podem perder força. Isso tudo mesmo que as conversas entre os sócios estejam sendo feitas "em sigilo". Por experiência pessoal, descobri que "paredes ouvem" e as notícias sempre se espalham, mesmo contra o conhecimento e a vontade dos envolvidos.

Se a emoção toma conta nas negociações e se existem disputas, é óbvio que as pessoas que convivem no dia a dia das operações da clínica sentem que existem mudanças no ar.

Abrir um negócio com sócio(s) ou convidá-lo(s) a entrar ao longo da história da clínica é sempre mais fácil do que se separar. Mesmo quem sai da negociação sentindo que levou vantagem, pode ter iniciado um problema enorme no relacionamento interpessoal, especialmente quando se considera que a maior parte das empresas brasileiras ainda são familiares. Vale o ditado popular: "Demore para contratar, seja rápido para dispensar".

Prepare-se internamente para esse processo e não descarte a ideia de ter alguém "de fora" ao seu lado nas negociações: deixar-se levar apenas por seus sentimentos ou, pelo contrário, estabelecer uma postura totalmente racional poderá dificultar o sucesso do empreendimento ou de seus objetivos ao se retirar dele.

Fui abordada há alguns meses, num congresso oftalmológico, por um médico com um problema societário: ele estava na sociedade há três anos e percebeu que seu sócio pensava de forma completamente diferente da sua e já estavam entrando em conflitos. Ele havia resolvido separar-se do sócio e apresentou-lhe um valor para a sua retirada da sociedade. De maneira "salomônica" ele também aceitaria sair pelo mesmo valor. Inicialmente o sócio aceitou, porém não pagou e começou a fazer cada vez mais exigências.

O dilema desse médico era o seguinte: deveria insistir no pagamento de tudo – que segundo ele nem era um valor tão alto – e continuar a lutar pelos seus direitos ou deveria esquecer o assunto e partir para sua própria clínica, sozinho?

Já vi muitas situações como essa. Minha resposta foi: "certamente seu tempo, sua paciência e a possibilidade de começar mais rapidamente a ter sua clínica e ter seu faturamento serão mais bem valorizados seguindo em frente do que ficar parado numa briga que não gera valor para você. O valor monetário que espera receber não é maior do que o valor da sua liberdade e a possibilidade de seguir em frente, conseguir construir seu nome separadamente e, assim, evoluir na profissão. Discutir não levará ao crescimento, à liberdade de escolha ou à realização profissional ou pessoal."

Nesse caso, ficar preso a uma discussão de valor pode ser muito mais caro do que "perder" esses bens. Já se sabe o valor do patrimônio, então, o tempo desperdiçado para sua cobrança não irá remunerar mais do que se houver a chance de trabalhar em uma nova situação, seja como sócio de outra clínica ou em uma nova oportunidade, valorizando melhor o tempo.

Capítulo 6

A valoração da clínica

Uma preocupação constantemente mencionada nos capítulos anteriores se refere ao conhecimento dos números e ao controle da clínica. Somente com essas informações confiáveis e acuradas é que se poderá pensar em sua valoração.

Como dito anteriormente, a clínica é um negócio, um empreendimento. Ela tem clientes, prestadores de serviços, um nome estabelecido no mercado, contas a receber e a pagar e tem lucro (ou prejuízo, em alguns casos), além, é claro, de ser o local de trabalho em que o médico empreendedor dedica ou dedicou sua vida profissional.

No início da sociedade, é fácil controlar tudo: uma simples planilha, provavelmente, dará conta dos dados que são necessários para se saber a posição financeira da clínica. Com o crescimento do número de pacientes e procedimentos, acordos com diferentes convênios, aquisição de equipamentos, suprimentos, folha de pagamento dos funcionários e tantos gastos e receitas que compõem o movimento financeiro, são necessárias ferramentas com mais recursos para esse controle.

Determinar o valor de uma clínica, para o sócio – em geral fundador – não é algo fácil. Como valorizar todas as preocupações e problemas que, por anos a fio, ele resolveu? As horas de angústia, medo e dedicação podem ser traduzidas em números? A clínica, como "um membro da família", pode ter um valor objetivo? Muitas vezes, as respostas a essas perguntas levam a uma valoração sem base criteriosa, objetiva.

O que está, então, envolvido na valoração?

O negócio

- Pessoa jurídica;
- Carteira de clientes;
- Equipe;
- Equipamentos;
- Local (sede);
- Contratos com convênios, hospitais ou empresas.

Especialidades

- Especialidade de atendimento;
- Tipos de procedimentos;
- Potencial de diversificação de atividades;

- Potencial de crescimento da clínica;
- Equipamentos.

Aspectos financeiros

- Mix de clientes: particulares x convênio;
- Contas a pagar e receber;
- Fluxo de caixa;
- Inadimplência.

Aspectos de funcionamento

- Relacionamento com CRM e outros órgãos;
- Licenças de funcionamento;
- Regularização do imóvel.

Aspectos contábeis e tributários

- Balanço anual e balancetes mensais;
- Lucro obtido no passado e projeções futuras;
- Certidões negativas de débito (federal, estadual e municipal);
- Dívidas fiscais;
- Regularização das exigências fiscais.

Aspectos trabalhistas

- Registro de funcionários;
- Recolhimento regular dos encargos trabalhistas;
- Condições físicas de trabalho;
- Processos trabalhistas.

Aspectos societários

- Quem são os sócios?
- Como é a divisão de responsabilidades?
- Existem impedimentos jurídicos para a venda?

Todos os aspectos mencionados têm valor na clínica e devem ser levados em consideração. Alguns não são fáceis de determinar e outros podem até reduzir o valor do negócio, apesar de não serem mensuráveis.

Para se conhecer a situação econômico-financeira da clínica, devemos utilizar os indicadores financeiros válidos a qualquer mercado, extraídos de balancetes, balanços e outros controles gerenciais que detalharemos logo a seguir (indicadores financeiros e operacionais).

Existe também um valor intangível, que requer alguns critérios subjetivos que podem ser traduzidos em números para se chegar à valoração final da clínica. Dois tópicos irão abordar esses assuntos: **indicadores financeiros** e **operacionais** e a **valoração da clínica** propriamente dita.

Indicadores financeiros e operacionais

Tomar decisões estratégicas é tarefa dos sócios durante toda a trajetória da clínica e requer conhecimento dos números do negócio. Sem esses dados, não há como tomar uma boa decisão que tenha chance significativa de sucesso.

Há tempos, em minhas palestras, utilizo um ditado de autoria desconhecida, que traduz o que penso:

Quem não mede, não conhece
Quem não conhece, não controla
Quem não controla, chuta
Quem chuta, NÃO FAZ GESTÃO!

Fazer gestão envolve análise de riscos, planejamento de fluxo de caixa e tomada de decisões acerca do rumo a ser dado ao negócio. Não fazer gestão significa tomar decisões baseadas em informações e dados incorretos e que levarão a situações críticas na saúde da própria clínica. Para se fazer gestão, **medir** significa coletar todo tipo de dados. Cabem aqui as definições de dados, informação e conhecimento formuladas no livro *A Meta*, de Eliyahu Goldratt[1]:

• **Dado:** descrição de uma realidade/perecível (exemplos: nome, endereço, CPF dos pacientes, quem os indicou, forma de pagamento: plano de saúde ou particular, valor a receber do paciente). Considera-se que um dado é perecível na medida em que eles mudam muito rapidamente. Por exemplo: mudanças de endereço do

¹GOLDRATT, Eliyahu M.; COX, Jeff. A Meta: Um processo de melhoria contínua. São Paulo: Editora Nobel, 2003.

paciente, de número de celular, emprego, escolaridade, plano de saúde. A base de dados da clínica não acompanha essas mudanças em tempo real.

• **Informação**: resposta a uma pergunta/reunião de dados que reporta a um objetivo. Exemplos: valor total de consultas num determinado período, número de pacientes atendidos, total a ser cobrado por plano de saúde, total de produção realizado por médico.

• **Conhecimento:** informação aplicada em uma ação de SUCESSO. Exemplos: análise de fluxo de caixa, períodos de maior procura pelos pacientes, tipos de procedimentos mais realizados, convênios mais lucrativos por paciente ou, ainda, por um tipo de procedimento.

O administrador deve se preocupar com a obtenção de dados mais precisos e gerar informações para os sócios, que, por sua, decidem baseados no conhecimento adquirido ao longo do tempo. Assim, devemos pensar inicialmente na base de obtenção de dados: é preciso ter um sistema de gestão (pode ser um *software* ou uma planilha simples) e pessoas engajadas e bem treinadas, sabendo o significado de sua função no processo, para captarem e registrarem os dados dos pacientes (cadastro completo), procedimentos realizados, médicos que os atenderam, forma de pagamento utilizada – convênio ou particular, por exemplo, além de processos bem delineados são a chave do sucesso para a obtenção de dados estruturados e confiáveis necessários para gerar informações de valor para a tomada de qualquer decisão.

Seguem alguns exemplos da importância dos dados com confiabilidade:

1. Confirmação de consulta com o paciente agendado: se a clínica normalmente confirma as consultas dos pacientes, evitando "buracos" na agenda de um médico, ter os números de telefone atualizados é fundamental.

2. Saber qual é o convênio e tipo de plano é básico para emitir as guias para cobrança dos serviços prestados ao paciente. Qualquer divergência na guia enviada ao convênio gera glosas e atrasos de pagamento, além do retrabalho de enviar uma nova guia.

3. Se a clínica pensa em abrir uma outra unidade e quer definir a região em que deve ser instalada, poderia verificar, em sua base de dados, de onde vem a maioria dos seus pacientes ativos, por meio do CEP ou bairro, desde que esse dado esteja bem preenchido e atualizado no cadastro dos pacientes.

4. Caso queira divulgar alguma novidade aos pacientes, seus endereços (eletrônicos ou de correspondência) devem estar completos e atuais. Se não estiverem, qualquer esforço resultará apenas em gastos sem qualquer retorno.

5. Para entender se os procedimentos realizados pela clínica são rentáveis e lucrativos é necessário conhecer seus custos e receitas. Na falta desses dados, não há como planejar qualquer estratégia de investimento em equipamentos novos ou outros tipos de procedimentos. Novamente, **dados confiáveis geram informações para basear boas decisões**.

As ferramentas essenciais de indicadores financeiros e operacionais para a gestão de um negócio são: balanços e balancetes, fluxo de caixa e relatórios gerenciais.

• O que são balanço e balancetes?

Conforme já mencionado no Capítulo 2, os balancetes geralmente são mensais e o balanço é anual (acumulado). Os dois são gerados pela contabilidade. Eles são a fotografia instantânea da clínica no último dia de cada mês/ano e mostram a saúde financeira e econômica da clínica num determinado instante.

Balancetes e balanço reúnem todas as contas em movimento na empresa, seus respectivos saldos devedores e credores, além do **Demonstrativo de Resultado do Exercício (DRE)**. O DRE reúne todo o faturamento e deduz os impostos, gastos, despesas determinando o saldo: se for positivo houve lucro; caso contrario, houve prejuízo. Havendo lucro, os sócios devem determinar seu destino: se será distribuído – total ou parte – ou reinvestido na clínica como reserva de capital, aquisição de equipamentos, reformas, contratações etc.

Balanço Patrimonial – Levantado em 31/12/2005

ATIVO		PASSIVO	
Ativo Circulante	**4.860,00**	**Passivo Circulante**	**8.700,00**
Empréstimos a Funcionários	480,00	Fornecedores	3.100,00
Estoque	1.150,00	Aluguéis a Pagar	500,00
Clientes	800,00	Salários a Pagar	400,00
Caixa	130,00	Empréstimos Obtidos	4.000,00
Bancos	300,00	Impostos a Pagar	700,00
Veículos	2.000,00		
Ativo Realiz. Longo Prazo	**880,00**		
Adiantamentos a Diretores	260,00		
Clientes	500,00	**PATRIMÔNIO LÍQUIDO**	
Empréstimos a Funcionários	120,00	Capital Social	2.000,00
Ativo Permanente	**5.130,00**	Lucros do Exercício	170,00
Imobilizado	**4.150,00**		
Veículos	3.500,00		
Móveis	650,00		
Diferido	**980,00**		
Gastos com Estudos	980,00		
Total do Ativo	**10.870,00**	**Total do Passivo**	**10.870,00**

Tabela 2: exemplo de balanço de uma empresa

REAIS MIL			
Código da conta	Descrição da Conta	Último Exercício 01/01/2011 à 31/12/2011	Penúltimo Exercício 01/01/2010 à 31/12/2010
3.01	Receita de Venda de Bens e/ou Serviços	3.469.509	3.208.357
3.02	Custos dos Bens e/ou Serviços Vendidos	-2.894.280	-2.578.259
3.03	Resultado Bruto	575.229	630.098
3.04	Despesas/Receitas Operacionais	-281.630	-435.200
3.04.01	Despesas com Vendas	-196.027	-336.506
3.04.02	Despesas Gerais e Administrativas	-90.698	-64.181
3.04.04	Outras Receitas Operacionais	22.013	0
3.04.05	Outras Despesas Operacionais	0	-2.071
3.04.06	Resultado de Equivalência Patrimonial	-16.918	-32.442
3.05	Resultado Antes do Resultado Financeiro e dos Tributos	293.599	194.898
3.06	Resultado Financeiro	-344.944	-217.948
3.06.01	Receitas Financeiras	51.207	28.152
3.06.02	Despesas Financeiras	-396.151	-246.100
3.07	Resultados Antes dos Tributos sobre o Lucro	-51.345	-23.050
3.08	Imposto de Renda e Contribuição Social sobre o Lucro	96.709	45.948
3.08.01	Corrente	0	0
3.08.02	Diferido	96.709	45.948
3.09	Resultado Líquido das Operações Continuadas	45.364	22.898
3.11	Lucro/Prejuízo do Período	45.364	22.898

Tabela 2A: demonstrativo de resultados do exercício (DRE)

Atualmente, o lucro pode ser distribuído de maneira desproporcional à quantidade de cotas que os membros da sociedade possuem. Os critérios de distribuição de lucro são tratados no Capítulo 3. Os balancetes são elaborados a partir da documentação coletada pela clínica de seu movimento financeiro, ou seja:

* Notas fiscais emitidas;
* Valores recebidos (independentemente da forma – cheques, dinheiro, depósitos, transferências, cartões de crédito ou débito);
* Notas fiscais de compras;
* Comprovantes de pagamentos de contas de quaisquer tipos – telefone, água, energia, internet, compras, refeições, manutenção – independente da forma de quitação – cheques, dinheiro, depósitos, transferências, cartões de crédito ou débito;
* Equipamentos adquiridos;
* Impostos pagos;
* Salários e seus respectivos impostos e tributos;
* Distribuição de lucros;
* Seguros;
* Juros, multas e encargos pagos;
* Rendimento de aplicações.

Se a documentação fornecida ao contador não estiver completa ou correta, as informações que o balancete (ou balanço) trouxer não serão consideradas confiáveis para qualquer tipo de análise e nem para tomada de decisão.

Pelo balancete (ou balanço) entende-se vários aspectos econômicos e financeiros[2] da clínica, como:

Liquidez corrente:

Fórmula de cálculo: $\dfrac{\text{Ativo Circulante}}{\text{Passivo Circulante}}$

Indica: o quanto a empresa possui no Ativo Circulante para cada R$1 de Passivo Circulante.

Ativo circulante é uma referência aos bens e direitos que podem ser convertidos em dinheiro a curto prazo. Os ativos que podem ser considerados como circulantes são:

* Dinheiro em caixa;
* Conta bancária em movimento;
* Aplicações financeiras;
* Contas a receber;

[2]MAIA, Márcio. Indicadores econômicos-financeiros. Universidade Paulista (UNIP). Acessado: 14 jul. 2014. Disponível em: adm.online.unip.br/img.ead.dp/7499.doc/.

- Estoques;
- Despesas antecipadas;
- Numerário em caixa;
- Depósito bancário;
- Mercadorias;
- Matérias-primas;
- Títulos.

Passivo circulante representa as obrigações que normalmente são pagas dentro de um ano: contas a pagar, dívidas com fornecedores de mercadorias ou matérias-primas, impostos a recolher, empréstimos bancários com vencimento nos próximos 360 dias, provisões (despesas incorridas, geradas, ainda não pagas, mas já reconhecidas pela empresa: imposto de renda, férias, 13º salário etc.). São considerados exemplos de passivo circulante:

- Fornecedores ou duplicatas a pagar;
- Empréstimos bancários;
- Títulos a pagar;
- Encargos sociais a pagar;
- Salários a pagar;
- Impostos a pagar.

Interpretação: "quanto maior, melhor".

Objetivo: verificar a capacidade de pagamento da empresa dos valores de curto prazo.

Parâmetro de comparação: um ponto referencial é que este indicador deve ser sempre superior a R$1, sendo classificado como ótimo a partir de R$1,50. Uma avaliação conclusiva desse indicador dependerá da qualidade dos ativos e passivos. É importante notar a qualidade dos valores a receber (grau de risco de inadimplência dos devedores), bem como a relevância dos estoques.

Liquidez geral:

Fórmula de cálculo: $\dfrac{\text{Ativo Circulante} + \text{Realizável em longo prazo}}{\text{Passivo Circulante} + \text{Exigível em longo prazo}}$

Indica: o quanto a empresa possui de Ativo Circulante e Ativo Realizável em longo prazo para cada R$1 de dívida total.

Interpretação: "quanto maior, melhor".

Objetivo: esse indicador tem como objetivo verificar a capacidade de pagamento, agora analisando as condições totais de saldos a receber e a realizar em comparação com os valores a pagar, considerando tanto os saldos de curto como o de longo prazo.

Endividamento:

Fórmula de cálculo: $\dfrac{\text{Capitais de terceiros}}{\text{Patrimônio líquido}}$

Indica: o quanto a empresa tomou de capitais de terceiros para cada R\$1 de capital próprio investido.

Interpretação: "quanto menor, melhor".

Objetivo: a finalidade desse indicador é medir a estrutura de obrigações da empresa. É também um indicador entendido como um parâmetro de garantia dos credores. Em outras palavras, o quanto a empresa possui de capital próprio (patrimônio líquido) para garantir as dívidas contratadas para o giro e de pagamentos.

Parâmetro de comparação: um ponto referencial é que esse indicador deve sempre ser inferior a 1,00 (um). Indicadores superiores a esse valor podem sugerir excesso de endividamento da empresa através dos empréstimos e financiamentos já contratados.

Prazo médio de recebimento:

Fórmula de cálculo: $\dfrac{\text{Clientes (duplicatas a receber) x 360 dias}}{\text{Receita operacional bruta}}$

Indica: quanto tempo, em média, a empresa demora a receber suas vendas diárias.

Interpretação: quanto menor, melhor.

Objetivo: esse indicador tem por objetivo dar um parâmetro médio de quanto tempo, em média, a empresa demora a receber suas vendas diárias. Em outras palavras, as vendas de um dia levarão x dias para serem transformadas em caixa. O prazo médio de recebimento da carteira de clientes equivale a x dias de vendas.

Parâmetro de comparação: não há parâmetro referencial no mercado. Depende muito do tipo de produto e da característica do setor. Mais do que isso, esse indicador depende da política de crédito que a empresa consegue ou pode atribuir a seus clientes. Assim, se como estratégia de vendas, a empresa passa a vender em três ou quatro pagamentos, o prazo médio de recebimento pode chegar a 60 dias.

Se a empresa e os clientes já se habituaram ao pagamento à vista, o prazo médio derecebimento tende a ser muito próximo de zero.

Prazo médio de pagamento:

Fórmula de cálculo: $\dfrac{\text{Fornecedores (duplicatas a pagar) x 360 dias}}{\text{Compras brutas de materiais e serviços}}$

Indica: quanto tempo, em média, a empresa consegue pagar seus fornecedores.

Interpretação: não tem.

Objetivo: a finalidade deste indicador é mostrar o prazo médio que a empresa consegue pagar seus fornecedores de materiais e serviços. Neste caso, a empresa é dependente da política de crédito que os fornecedores conseguem adotar.

Parâmetro de Comparação: o parâmetro referencial básico é o que se pratica no mercado. De modo geral, temos visto que as transações comerciais e industriais procuram um denominador ao redor de 30 dias, respeitando-se as características do setor e do produto.

Margem líquida:

Fórmula de Cálculo: $\dfrac{\text{Lucro líquido x 100}}{\text{Receita operacional líquida}}$

Indica: quanto a empresa obtém de lucro para cada R$100 vendidos.

Interpretação: "quanto maior, melhor".

Objetivo: representa o quanto a empresa obtém de lucro por cada unidade vendida.

Parâmetro de comparação: esse indicador é comparável a qualquer outra empresa, em qualquer setor e de qualquer país.

Rentabilidade do patrimônio líquido:

Fórmula de cálculo: $\dfrac{\text{Lucro líquido x 100}}{\text{Patrimônio líquido}}$

Indica: quanto a empresa obteve de lucro para cada R$100 de capital próprio investido.

Interpretação: "quanto maior, melhor".

Objetivo: esse é o indicador definitivo. Representa quanto foi a rentabilidade do capital que os sócios da empresa investiram no empreendimento. É o indicador definitivo da rentabilidade do investimento próprio. Esse indicador conjuga todos os demais indicadores de rentabilidade, lucratividade e de atividades numa expressão final: **o quanto ganhamos**.

Parâmetro de comparação: esse indicador é comparável para qualquer empresa, de qualquer setor, país e investimento.

Em nosso país, devemos ter como base para comparação o rendimento do ativo financeiro de menor risco, que, no caso, é a caderneta de poupança. Não se pode conceber um retorno de investimento empresarial, cujo conteúdo de risco é significativo, que seja igual ou inferior ao rendimento da poupança garantido pelo governo. Outras opções a serem comparadas são os rendimentos alternativos de mercado. Além da caderneta de poupança, temos títulos de renda fixa, CDBs, letras de câmbio, ações, aluguéis, fundos de investimentos etc. Com isso, pode-se avaliar se a empresa oferece rentabilidade superior ou inferior a essas opções. Todas essas taxas são livres de impostos.

Além desses indicadores, podemos comparar a evolução dos valores de cada item do Demonstrativo de Resultados ao longo do tempo. Compara-se assim cada conta do demonstrativo para a compreensão de aumentos ou reduções significativas de um ano para outro.

• **Fluxo de caixa**

É o relatório que contém os valores já pagos e recebidos (real) e os a pagar e a receber (previsão), ou seja, a movimentação de dinheiro ao longo do tempo.

O fluxo de caixa mostra quanto vai sobrar ou faltar (previsão) de recursos financeiros no período de tempo analisado. Enquanto o balanço é uma fotografia de um determinado momento das contas da empresa - se ela é lucrativa ou não, se tem liquidez, como seu capital está financiado e tudo mais -, o fluxo de caixa trata apenas de demonstrar se haverá sobra ou falta de recursos financeiros.

ATENÇÃO: a sobra ou a falta de caixa no fluxo não indica que a clínica está gerando lucros ou prejuízos, respectivamente. Indica apenas se sobra ou falta dinheiro.

Com as informações de sobra de caixa no fluxo, pode-se prever investimentos financeiros, aquisições ou reformas, férias dos médicos ou dos funcionários, melhor época para executar uma reforma que exija redução de atendimento de clientes e, portanto, de faturamento.

Em caso de falta de caixa, eventuais cortes de gastos, empréstimos ou aporte de dinheiro pelos sócios podem ser estudados com antecedência. Novamente, se os dados inseridos no fluxo não forem precisos, não será possível utilizá-lo para a tomada de decisão que envolva desembolsos ou entradas de recursos. A seguir, um exemplo simplificado de um fluxo de caixa de uma clínica:

• Relatórios Gerenciais

2013	JANEIRO	FEVEREIRO	MARÇO	ABRIL
Saldo anterior	10.522,35	20.784,18	16.255,21	52.653,46
Receitas				
Convênio	10.290,00	8.550,00	21.252,32	14.405,00
Particular	30.661,50	10.000,00	43.925,00	40.525,00
Total	40.951,50	18.550,00	65.177,32	54.930,00
Despesas				
Centro cirúrgico				
Medicamentos		900,00		
Lavanderia	59,00	90,00		
Gás	216,70	679,52	216,70	216,70
Subtotal	275,70	1.669,52	216,70	216,70
Contas de consumo				
Telefones + internet	494,97	479,03	444,95	519,63
Eletropaulo	317,22	347,54	373,26	596,08
Subtotal	812,19	826,57	818,21	1.115,71
Folha de pagamento				
Salários	6.575,30	2.893,71	3.791,55	4.438,90
Impostos (FGTS, GPS, IR)	1.643,95	1.401,48	1.547,15	1.502,15
Subtotal	8.219,25	4.295,19	5.338,70	5.941,05
Impostos				
Iss (5%)	2.047,58	927,50	3.258,87	2.746,50
Darf pf		777,29	159,09	2.639,30

Continua

Tabela 3: exemplo de fluxo de caixa

Continuação

2013	JANEIRO	FEVEREIRO	MARÇO	ABRIL
Subtotal	2.047,58	1.704,79	3.417,96	5.385,80
Parceiros				
Pessoa 1	6.279,00	1.148,17	6.030,00	4.315,00
Pessoa 2	3.005,16	5.855,73	3.066,00	453,20
Subtotal	9.284,16	7.003,90	9.096,00	4.768,20
Prestadores de serviços				
Contabilidade	510,00	510,00	510,00	510,00
Manutenção + limpeza	1.444,30	200,00	200,00	270,00
Equipamentos	1.227,50		1.227,50	1.227,50
Subtotal	3.181,80	710,00	1.937,50	2.007,50
Imóvel				
Aluguel + condomínio + IPTU	6.869,00	6.869,00		7.954,00
Total despesas	30.689,68	23.078,97	28.779,07	27.388,96
Saldo do mês (sobra/falta)	10.261,83	-4.528,97	36.398,25	27.541,04
Saldo (sobra/falta)	20.784,18	16.255,21	52.653,46	80.194,50

Tabela 3: Exemplo de fluxo de caixa

Os relatórios gerenciais são todos aqueles em que se reúnem informações sobre a atividade da clínica em períodos determinados.

Se os objetivos da clínica foram bem estabelecidos e divulgados aos colaboradores, os relatórios deverão medir de que forma está o desenvolvimento dos indicadores de alcance desses objetivos, além de outras informações de importância para a gestão.

Cada clínica pode estabelecer seus relatórios de interesse, dependendo do que se quer saber para analisar a operação como um todo. Todos os relatórios podem ser feitos baseados nos dados que a clínica já possui, em seu cadastro de pacientes e movimentação financeira. Novamente, desde que os dados estejam corretos e coerentes, eles serão uma arma poderosa para justificar as decisões tomadas.

Podemos dividir esses relatórios em grupos, por exemplo:
• Clientes;
• Produção;
• Médicos;
• Fontes de pagamento – convênios, particulares, cortesias, empresas;
• Procedimentos realizados;
• Despesas.

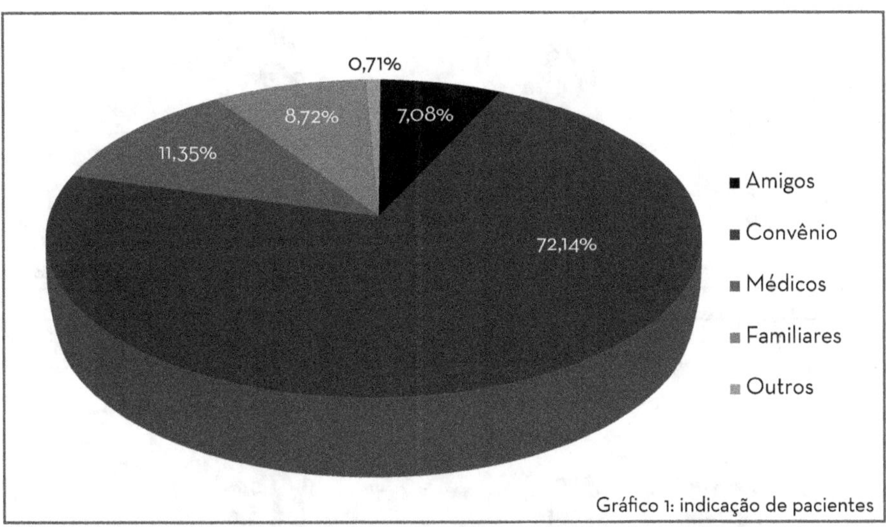

Gráfico 1: indicação de pacientes

Aqui vão algumas ideias do que se pode entender e analisar sobre os clientes:
a) Quantos clientes novos vieram no período?
b) Qual foi a origem da indicação deles?
O gráfico 1 permite a avaliação das fontes de indicação de pacientes. Para a adoção de estratégias de comunicação, essa informação é importante na medida em que aponta quais as fontes que requerem uma atitude da administração da clínica para a busca de novos pacientes.

a) Qual é a distribuição pelas fontes de pagamento: convênio, tipo de plano, particular, cortesia e outros?

b) Caso esteja sendo preparada alguma campanha específica de atração de clientes: faixa etária, sexo, tipo de profissão, residência ou local de trabalho e/ou outras variáveis constantes na ficha de cadastramento.

c) Pacientes potenciais para algum tipo de procedimento.

d) Região onde moram ou trabalham (para análise de possibilidade de abertura de outra clínica, por exemplo).

E sobre produção?

a) Produção do período em valor e quantidades e sua evolução ao longo do tempo;

b) Produção do período por tipo de procedimentos: consultas, exames, cirurgias, tratamentos, aplicações;

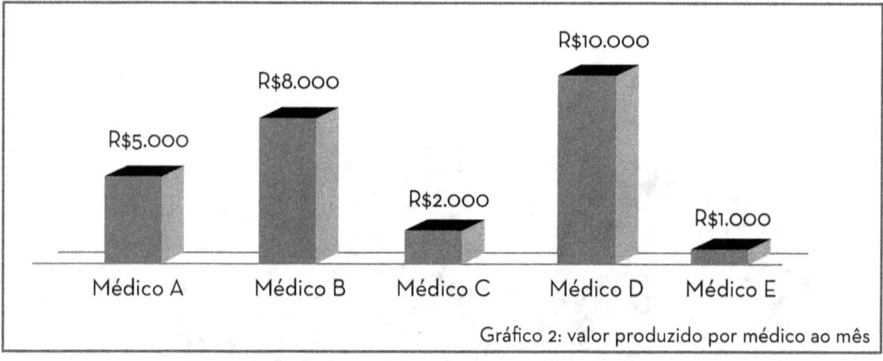

Gráfico 2: valor produzido por médico ao mês

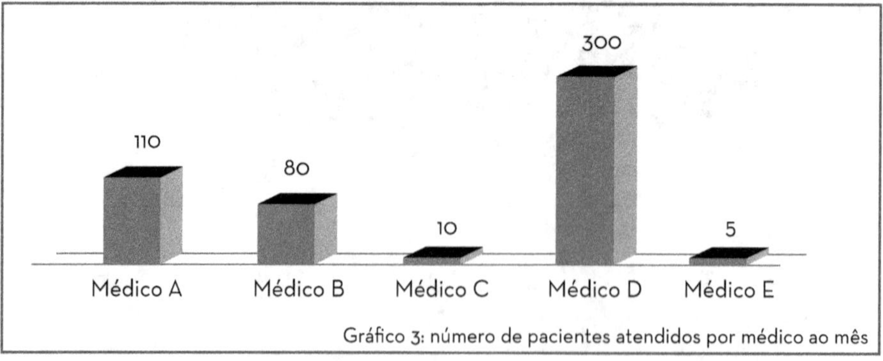

Gráfico 3: número de pacientes atendidos por médico ao mês

c) Valor produzido por médico atendente.

O gráfico 2 indica o valor produzido por cada médico e o 3 mostra quantos pacientes cada um deles atendeu em determinado período (num mês, por exemplo).

Já o gráfico 4, a seguir, aponta a média de faturamento por paciente de cada um desses médicos. Ou seja, dividiu-se o valor produzido pelo número de pacientes.

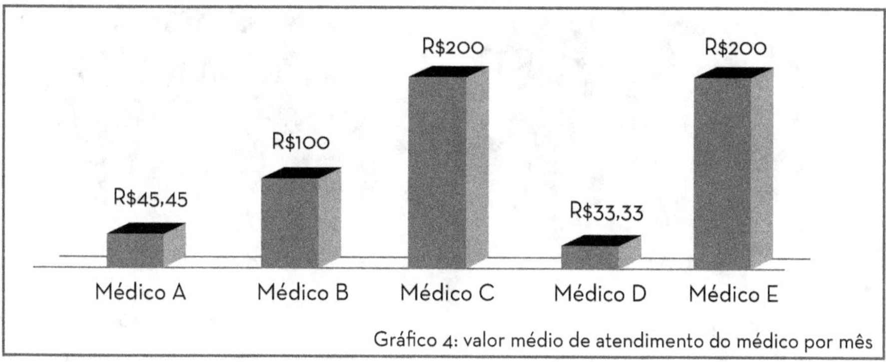

Gráfico 4: valor médio de atendimento do médico por mês

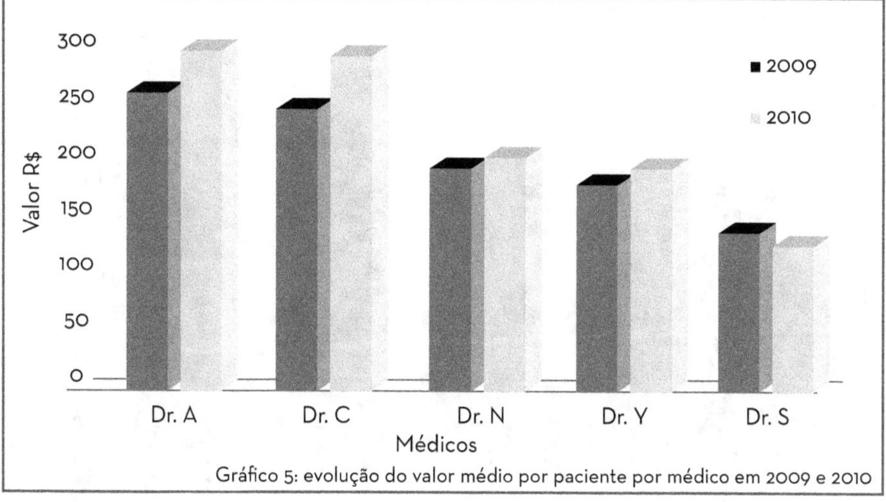

Gráfico 5: evolução do valor médio por paciente por médico em 2009 e 2010

Essa informação permite uma análise da produção em valor, quantidade e *ticket* médio de cada médico da clínica.

No gráfico 5 está o valor médio por paciente, comparando os anos de 2009 e 2010. Ou seja, podemos verificar se o médico teve aumento ou redução no valor médio de atendimento. Por exemplo, se houve queda, uma das razões possíveis poderia ser o atendimento de mais pacientes de convênio em detrimento aos particulares.

d) Valor produzido por convênio e tipos de planos, particulares.

E sobre os médicos?

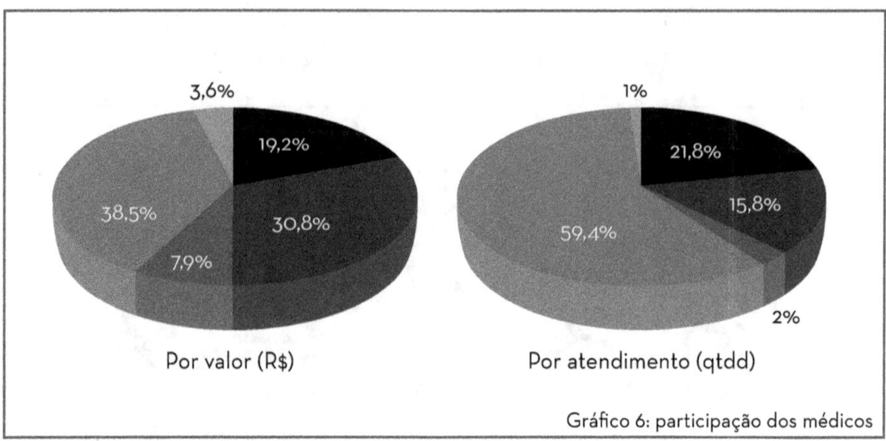

Gráfico 6: participação dos médicos

• Valor total produzido por médico.

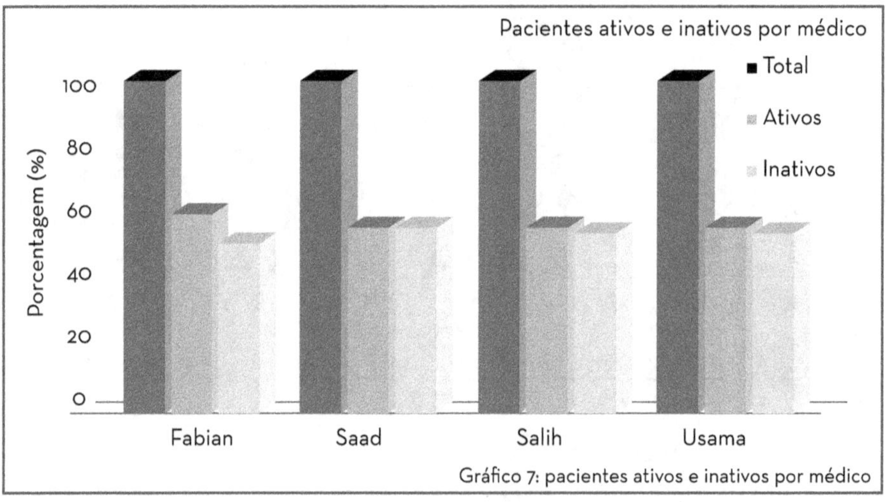

Gráfico 7: pacientes ativos e inativos por médico

Os gráficos acima mostram os valores produzidos por cada médico de uma clínica e a quantidade de pacientes atendidos por esses mesmos médicos e o período.

O gráfico 7 ilustra o total de pacientes de cada médico e quantos são considerados ativos e inativos. Uma clínica oftalmológica, por exemplo, poderia assumir que um paciente é inativo quando ele não teve consultas ou procedimentos há mais de três anos. Assim, poderia verificar quais médicos retêm mais seus pacientes.

Entender esses números facilitará uma projeção de quantos clientes novos serão necessários para manter o mesmo nível de faturamento da clínica e também identificar as dificuldades de um ou outro médico na retenção dos pacientes, possibilitando planejar ações para melhorar a situação.

a) Valor produzido por médico por tipo de procedimento;
b) Valor produzido por médico por tipo de fonte pagadora;
c) Quantidade de pacientes atendidos;
d) Valor médio por tipo de procedimento;
e) Pacientes ativos e inativos por médico;
f) Valor médio por médico por paciente;
g) Evolução anual do valor médio por paciente por médico.

ATENÇÃO: os sócios também devem ser considerados nos relatórios. Como a análise prevê o desempenho dos médicos em termos quantitativos, deve-se considerá-los como qualquer outro nessa função.

O que buscar com as fontes de pagamento – convênios, particulares, cortesias, empresas?
a) Quais as principais fontes de pagamento, em valor, em quantidade de pacientes e tipos de procedimentos?
b) Valor médio por paciente de cada fonte de pagamento.
c) Quais são os prazos médios de recebimento de cada fonte de pagamento?

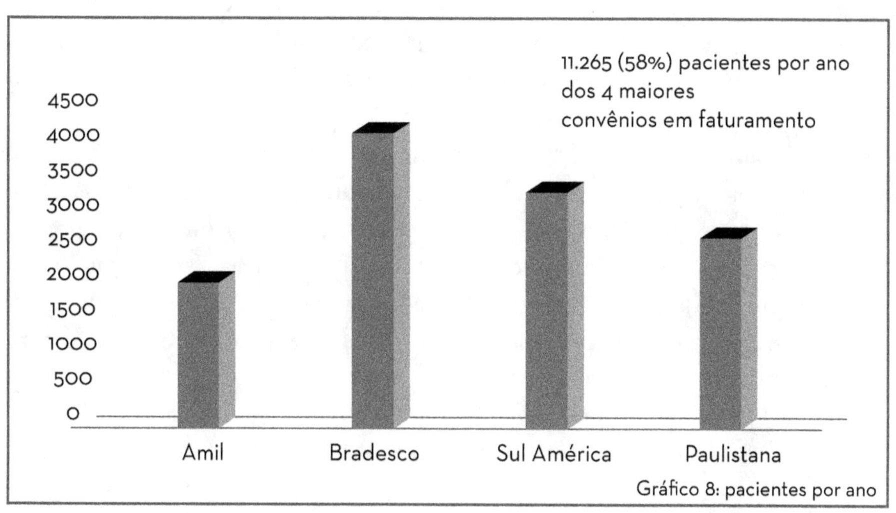

Gráfico 8: pacientes por ano

d) Quais fontes pagam com mais atraso ou glosas?

e) Quais são os principais convênios em quantidade de pacientes atendidos?

O gráfico 8 apresenta o total de pacientes atendidos por um convênio em um ano. Dessa forma, pode-se classificar os principais convênios atendidos pela clínica (em quantidade de pacientes). Nesse exemplo, os quatro convênios com maior número de pacientes representam 58% do total naquele ano.

O que podemos aprender analisando os procedimentos realizados?

a) Quais são os procedimentos mais realizados, em valor e em quantidade?

b) Qual é o resultado operacional de cada procedimento (receita menos despesas)?

CLÍNICA MODELO	Consultas	Exames	Procedimentos	Total
Receitas	1.801.599	155.921	71.920	2.029.440
Despesas	1.375.685	630.809	48.969	2.055.463
Resultado	425.914	-474.888	22.951	-26.023

Tabela 4: unidades de negócio

c) Quais são as receitas e despesas de cada "unidade de negócios" (divisão por tipo de atividade, por exemplo)?

A tabela 4 apresenta as receitas, as despesas e os saldos de cada "unidade de negócio" de uma clínica hipotética. Neste exemplo, o setor de exames apresenta um prejuízo no final do período analisado. Os sócios e gestores deveriam analisar a origem desse problema: seriam as despesas muito altas ou os critérios de distribuição entre as unidades de negócios que estariam incorretos? O que fazer para reduzir as despesas ou aumentar as receitas dessa unidade? Em um caso real, os sócios decidiram manter o setor que gerava prejuízo funcionando, já que ele era fundamental para a realização de cirurgias (fora da clínica, em unidade hospitalar) e, portanto, gerador de outros rendimentos. No entanto, decidiram rever todos os custos e repensar um possível aumento da lucratividade dessa unidade.

E o que é importante entender em relação às despesas?

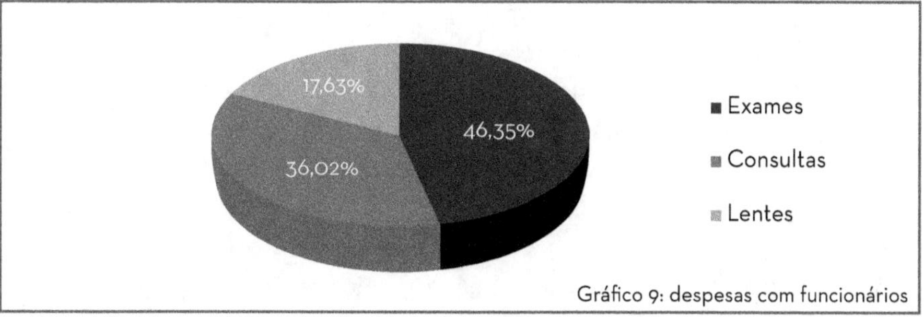

Gráfico 9: despesas com funcionários

• Quais são as principais despesas, por grupos.

O gráfico acima indica o percentual de despesas com a folha de pagamento por unidade de negócios de uma clínica (lentes, exames e consultas) em um determinado período. Ao longo do tempo, é possível analisar o comportamento de cada unidade, bem como os componentes da folha de pagamento para a tomada de decisão, caso seja necessário promover mudanças nos custos relacionados ao pessoal.

a) Quais são os custos fixos e quais as variáveis?
b) Quais são os custos diretos e os indiretos?
c) Histórico das despesas
d) Quanto custam os médicos?

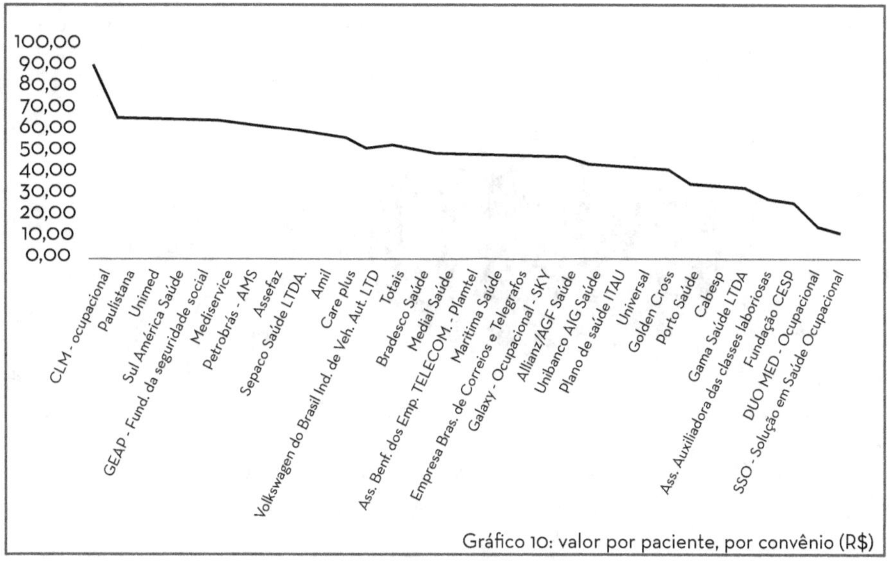

Gráfico 10: valor por paciente, por convênio (R$)

A seguir, alguns casos de relatórios e suas análises como ilustração do que pode ser feito:

O gráfico 10 traz o valor médio de atendimento por paciente de cada fonte pagadora (convênio ou empresas). No exemplo, o maior valor é de R$90 e o menor, perto de R$10. O ideal é ter a maior parte dos atendimentos com valor médio o mais alto possível.

Utilizando ainda o mesmo exemplo, a partir do gráfico 11, é possível entender, dentro de uma unidade de negócios específica – Setor de Exames –, qual é a representatividade dos custos de pessoal.

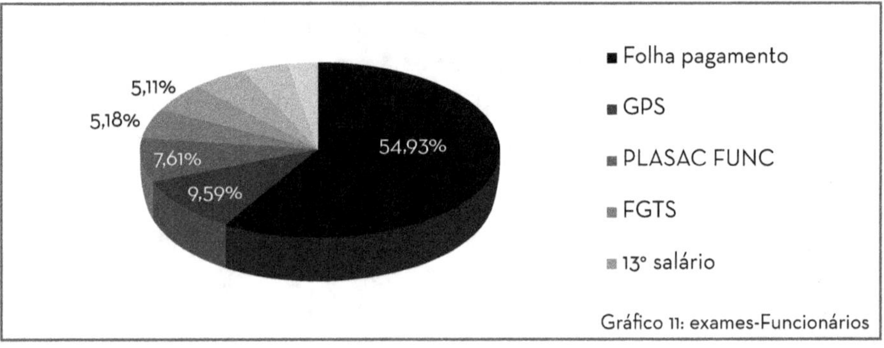

Gráfico 11: exames-Funcionários

Também podemos verificar a divisão das despesas totais dessa mesma unidade de negócios no gráfico 12, cujas despesas de pessoal e de insumos diretos (aqueles que são usados na realização dos exames) representam, juntas, 68% dos gastos totais.

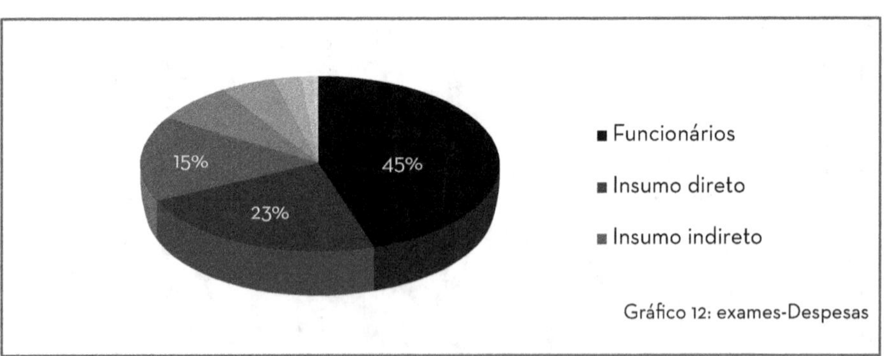

Gráfico 12: exames-Despesas

Recentemente, Vicente Falconi[3] publicou na Revista Exame um texto que ilustra bem a utilização dos indicadores e controles financeiros numa empresa:

[3]FALCONI, Vicente. Colocar os dados da empresa à vista é uma boa ideia. Exame: Gestão à Vista. Jun 2014. p. 97-98.

"Colocar os dados da empresa à vista é uma boa ideia

Você já imaginou um jogo de futebol sem placar? Você vai ao jogo, vê um monte de gente correr para lá e para cá. Algumas vezes a bola entra na rede, as pessoas pulam para comemorar, mas não existe um registro do que aconteceu ali. Depois todo mundo volta para casa. Nada é medido. Você acha que haveria paixão pelo futebol? O placar de uma partida funciona com o mesmo princípio da gestão à vista, algo que defendo como o ideal para todas as empresas. Tem a mesma função do painel de controle de um automóvel. Se você pegar um carro e não souber quanto tem de gasolina nem se a velocidade está certa, não vai conseguir gerenciar o momento certo de abastecer, de acelerar ou frear. Algo vai dar errado em algum momento. Quem em sã consciência aceitaria voar num avião sem o painel de controle? Bem, gestão à vista vem para responder a questões como essas no universo das empresas.

Colocar dados à vista para todos ajuda a calibrar onde deve estar concentrado o esforço individual para que o resultado coletivo seja alcançado. No entanto, não basta escolher qualquer indicador e estampá-lo nas paredes da fábrica ou do escritório. Encontramos em certas empresas quadros de gestão à vista que só dão trabalho para quem executa e ninguém nunca lê. Por quê? Certamente porque apresentam os indicadores errados no local errado. Seria o mesmo que você estar num jogo de Flamengo e Corinthians e o placar mostrar o resultado de Fluminense e São Paulo. Os indicadores devem ser mostrados às pessoas certas e devem atender a uma necessidade de controle. Você não precisa abrir números de uma área para a outra. Mas cada um precisa saber sobre o jogo que está jogando.

Para divulgar o que é importante para as pessoas certas, é preciso pensar especificamente em determinadas áreas. Nas fábricas, em vez de haver gestão à vista em quadros grandes num só ponto da linha de produção, seria preciso haver quadros menores, colocados estrategicamente em posições onde o controle é necessário, seguindo as instruções do padrão técnico de processos. Esse padrão fornece, a cada etapa do processo, os indicadores com as metas a serem atingidas. No setor de vendas, é necessário que cada vendedor saiba de seu desempenho quando comparado ao de seus pares. Cada supervisor deve ter os próprios indicadores.

Certa empresa que conheço bem faz uma reunião diária matinal com todo o setor comercial. Cada vendedor recebe uma folha de papel com seus resultados anteriores e as metas do dia, da semana e do mês. O supervisor, que se reúne com seus dez vendedores todo dia, tem sobre sua mesa de reunião um quadro com os resultados da supervisão atualizado diariamente para que ele possa comentar com sua equipe. Finalmente, o gerente de vendas também tem seus indicadores para que possa comentar ao fim da reunião. Uma empresa sem gestão por indicadores e metas é como um barco à deriva."

Valoração da clínica

Retomando o assunto da valoração da clínica como um empreendimento, e da necessidade constante de determinar esse valor, analisemos um exemplo do cotidiano: a aquisição de um veículo. Quando queremos comprar um carro pensamos em diversos aspectos:

- Que carro gostaria de comprar?
- Quais os itens que ele deve ter (ar-condicionado, direção hidráulica, *air bag*, porta-malas grande, boa autonomia, capacidade para quatro pessoas e assim por diante)?
- Qual é o orçamento que tenho para essa aquisição?
- Quero câmbio manual ou automático?
- Que tipo de combustível? Álcool, gasolina, gás, diesel?
- É econômico ou gasta muito combustível?
- Que cores existem?
- A rede de oficinas é de fácil acesso? Mesmo quando viajo?
- A manutenção é cara?
- O seguro é caro?
- É um carro muito chamativo, que pode ser facilmente roubado?
- Existe alguma linha de financiamento?

Com essas perguntas na cabeça, fazemos uma pesquisa de preços no jornal, visitas às concessionárias, conversas com conhecidos, *test drive* e, definido o modelo do carro, realizamos uma cotação de preços diretamente com os fornecedores e, finalmente, adquirimos o veículo.

De tempos em tempos, verificamos se o carro apresenta algum problema, trocamos o óleo, fazemos rodízio de pneus e checamos alguns itens que são recomendados pelo próprio fabricante. Note que existe uma série de informações técnicas e precisas que são inerentes ao produto. No entanto, o que efetivamente determina a compra são as exigências pessoais de cada um.

O que acontece com as clínicas?

Analogamente ao processo de escolha e compra de um carro, é necessário que se entenda quais são os dados objetivos: **faturamento da clínica, principais clientes, tipos de procedimentos mais realizados, mix de pacientes de convênio e**

particulares, custos e outros. Por isso, tratamos, acima, das formas de análise do desempenho da clínica.

De maneira similar, cada pessoa procura, em seu empreendimento, as características que mais o agradam e fazem sentido. Enquanto a clínica está em plena operação, é necessário verificar o que deve ser mudado, melhorado e repensado. Os relatórios de resultados e desempenho servem exatamente para indicar quais itens precisam de revisão.

Quando existem fatos específicos, como a entrada ou a saída de um sócio, a aquisição de um equipamento mais caro, a mudança de local, por exemplo, é importante ter as informações geradas pelos relatórios para a determinação do valor da clínica.

Um empreendimento qualquer, assim como uma clínica, tem seu **valor tangível** e o valor intangível. O valor tangível é composto pelos bens que têm um corpo físico e são de fácil avaliação: terrenos, obras civis, máquinas e utensílios, móveis, veículos, benfeitorias em propriedades arrendadas, direitos sobre recursos naturais, por exemplo. O **valor intangível** não tem característica física e sua avaliação é difícil. Além disso, é o que promove retornos acima do considerado normal. São considerados como bens intangíveis: o nome, a localização da clínica, o bom relacionamento com os clientes, o bom conceito nos meios empresariais, uma boa infraestrutura de atendimento, conhecimento técnico e especializações, fidelidade da clientela entre outros. São únicos e de propriedade de uma única organização e, assim sendo, representam o maior potencial de competição, já que são exclusivos e individuais.

Segundo estudos de Juergen H. Daum[4] no livro Intangible Assets and Value Creation, o valor dos intangíveis cresce em relação aos tangíveis nas empresas:

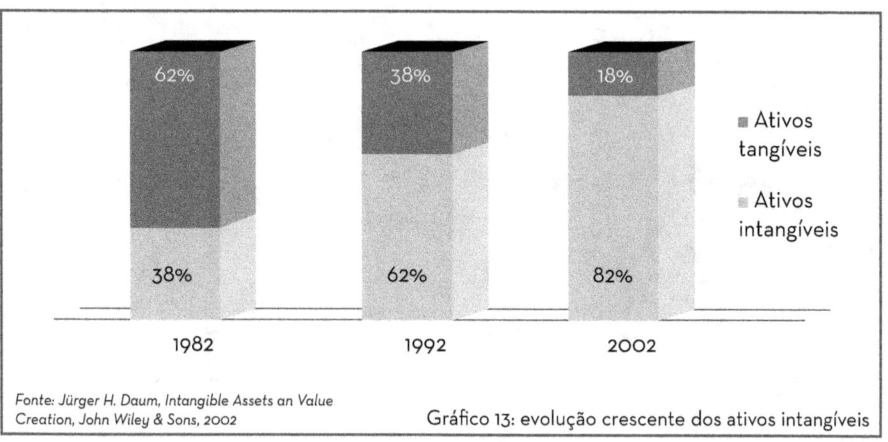

Fonte: Jürger H. Daum, Intangible Assets an Value Creation, John Wiley & Sons, 2002

Gráfico 13: evolução crescente dos ativos intangíveis

[4] DAUM, Juergen H. Intangible Assets and Value Creation. John Wiley & Sons. 2002.

Seguem alguns exemplos de ativos tangíveis e intangíveis de clínicas:

ATIVOS	TANGÍVEL	INTANGÍVEL
Base de clientes		
Perfil do cliente		Particular, convênio, SUS, curva de idade
Grau de fidelização		Taxa de retorno, tempo médio de cadastro
Capacidade em dar referência		Número de indicações
Volume de atendimento	Faturamento	Cadastro
Acordos comerciais		Convênios, contratos
Portfólio de serviços		
Linhas de produto	Equipamentos, instalações	Consultas, cirurgias, procedimentos
Grau de diferenciação – superioridade e confiabilidade		Acreditações, confiabilidade, especialidades, parcerias, qualificação técnica
Corpo técnico	Quantidade de médicos	Empatia, cordialidade, confiança, experiência de consumo, titulações, qualificação técnica
Financeiros		
Caixa	Balanço	
Contas a receber	Balanço	
Estoque	Balanço	
Infraestrutura		
Imóveis	Edificação - dimensões, idade, próprio ou alugado – tempo de contrato	Localização: região nobre, de alto tráfego, proximidade
Móveis e equipamentos	Computadores, telefonia, recepção	Conforto, experiência de consumo
Processos		
Softwares	Licença de uso	Agendamento, faturamento, alocação dos recursos, resultados
Equipes	Número de colaboradores: administração; atendimento	Treinamento e qualificação, experiência de consumo, responsividade, empatia

Tabela 5: ativos de uma clínica

Os métodos mais importantes de valoração de clínicas envolvem a determinação do valor dos ativos tangíveis e uma ponderação dos ativos intangíveis, de acordo com estimativas de risco e situação da clínica em quesitos. Como envolve ponderação com critérios mais pessoais, há uma parcela não absolutamente exata nesse cálculo e, portanto, passível de discussão quando houver alguma negociação na clínica.

Os dois métodos mais utilizados para a valoração de clínicas são:

• Capitalização da renda bruta
• Ganhos excedentes sobre os ativos

Em ambos, como já mencionado, existe a ponderação dos riscos dos bens intangíveis. A seguir, estão disponibilizadas as tabelas como exemplo de atribuição, segundo a posição que cada clínica acredita ter:

FATOR DE RISCO	RISCO BAIXO	RISCO MÉDIO	RISCO ALTO
Clínica - Ambiente			
Localização	1		
Decoração		1	
Idade do equipamento		1	
Atratividade da construção		1	
Lay Out da clínica	1		
Base de pacientes			
Tipo de pacientes	1		
Base de pacientes ativos	1		
Fluxo de novos pacientes	1		
Programas de *recall*	1		
Transferência de pacientes		1	
Equipe			
Tempo de casa	1		
Experiência	1		

Continua   Tabela 6: ponderação de risco dos intangíveis

Continuação

FATOR DE RISCO	RISCO BAIXO	RISCO MÉDIO	RISCO ALTO
Estabilidade		1	
Administração			
Horas de trabalho	1		
Remuneração	1		
Sistemas	1		
Contas a receber	1		
Receita líquida	1		
Assepsia	1		
Administração			
Potencial de crescimento		1	
Condições do aluguel	1		
Área demandada	1		
Imagem da Clínica			
Disciplina	1		
Maturidade e reputação	1		
Padrão de produção	1		
Total geral	**19**	**6**	**0**

Tabela 6: ponderação de risco dos intangíveis

A última linha da Tabela 6 é a somatória de cada coluna – os totais representam o grau de risco final dos itens intangíveis. Eles serão utilizados como multiplicador para o cálculo do valor da clínica. Dessa forma, quanto melhores as condições da clínica nesses itens avaliados, maior será o seu valor. Daí a importância do texto no início deste capítulo abordando o que está incluído na valoração da clínica. Ou seja, **tudo está envolvido! Quanto mais itens estiverem bem administrados, geridos e cuidados, maior o valor do empreendimento**.

Para diversos setores de mercado, como supermercados, fábricas de determinados ramos e farmácias, por exemplo, existem multiplicadores sobre lucro ou receita bruta que direcionam a definição do valor da empresa. No caso das clínicas e consultórios ainda não ha esse tipo de multiplicador. Nos Estados Unidos, existem três fontes de indicação desses multiplicadores, mas apenas para clínicas odontológicas americanas:

Valor da Clínica = Faturamento x indicador de mercado[1]

[1] Bases de dados existentes com as informações históricas (indicador de mercado) das vendas de clínicas odontológicas nos EUA:

- Goodwill Registry
- Pratt´s Stats
- American Dental Sales

As transações de clínicas e consultórios ainda são muito esparsas e hoje não existe órgão público ou privado que as tenha registrado. Por esse motivo, não há uma base estabelecida para que possamos determinar esse indicador.

Capítulo 7

Sucessão em clínicas e consultórios: como planejar o futuro?

Com alguma frequência, ouvimos ou ficamos sabendo de situações como essas a seguir:

- Senhora, o doutor não está mais atendendo pacientes e a clínica está encerrando as suas atividades.

- Meu pai teve problemas graves de saúde e, agora, estamos desmontando a clínica. Estamos tentando vender os móveis, os equipamentos, o imóvel e ainda estamos mantendo uma pessoa para atender ao telefone e informar aos pacientes que ele não clinicará mais, além de encontrarmos algum lugar para arquivar todos os prontuários dos pacientes.

O que esses depoimentos têm em comum? Da perspectiva de cada personagem, a mesma situação: o encerramento de atividades de uma clínica sem informação prévia aos pacientes, aos colegas de profissão e sem uma preparação do próprio médico e de sua família para essa realidade.

Existem alternativas para que a situação seja diferente?

Sim, existem maneiras de se preparar a sucessão de uma clínica e elas estão disponíveis atualmente para aqueles que desejam se planejar e preparar para o futuro.

Antes de passarmos para as formas de preparação da sucessão, quais são os benefícios trazidos pelo ato de preparar a sucessão? Quem é beneficiado?

1) Valorização do patrimônio do médico que está planejando deixar a atividade.

Para o profissional, todo o esforço realizado durante sua vida, na criação e desenvolvimento da clínica, terá continuidade com um sucessor. Assim, os ativos construídos permanecerão vivos: desde o nome no mercado, clientela desenvolvida (milhares de pacientes atendidos), contratos com planos de saúde, a maneira específica de atender, o conhecimento técnico e os equipamentos, por exemplo.

Em vez do patrimônio ser "desmontado" no momento em que o médico deixar de atender seus pacientes, ele continuará em operação e, por todo esse seu conteúdo, será valorizado.

A transição para um sucessor trará valor financeiro para o sucedido, aumentando, assim, o seu patrimônio (veja as Tabelas 7 e 8 a seguir).

2) Para seus herdeiros, a transmissão do patrimônio será simplificada.

Muitas clínicas médicas possuem sócios cujos herdeiros não são da área médica e/ou não tem interesse em continuá-la. Para eles, em termos patrimoniais, talvez será muito mais vantajoso receber o valor da clínica na forma de aplicações financeiras ou outros investimentos, como imóveis, por exemplo, do que o próprio negócio em funcionamento. Fechar a clínica sem ter a quem repassá-la por causa da impossibilidade de o médico sócio de continuar a trabalhar, o principal nome da clínica, ou começar a discussão de venda de suas cotas aos outros sócios pode ser muito desgastante, e ainda pode levar à perda de parte desse patrimônio.

É importante lembrar que a presença do sócio que dá nome à clínica, ou que seja majoritário numa grande parte dos casos, é fundamental para o seu funcionamento e lucratividade. A ausência deste, por aposentadoria, invalidez ou morte, pode representar uma importante diminuição de receitas e lucratividade, arriscando o próprio empreendimento.

Em casos de sucessão por falecimento do sócio, apuram-se os haveres e pagam-se os herdeiros. Os haveres, nesse caso, podem perder valor se considerados individualmente. Ou seja, os ativos intangíveis, conforme será explicado mais adiante, não serão devidamente avaliados.

3) Para o sucessor, há a perspectiva de alavancar sua carreira a um custo menor do que "alçar o voo solo".

Sob a ótica do interessado em suceder o sócio numa clínica em plena operação, pode significar ter número de clientes e faturamento em velocidade muito maior do que se começasse sozinho, pois o processo de criação de uma carteira própria de clientes seria abreviado já que os pacientes seriam referenciados pelo sócio que quer se retirar da clínica. Em outras palavras, a curva de crescimento de uma clínica própria que esse sucessor teria, será mais alavancada ao entrar numa clínica já estabelecida e com estrutura em funcionamento do que se iniciasse tudo do "zero". Mesmo se pensarmos que parte dos pacientes pode não querer continuar com esse sucessor, provavelmente um grande percentual deles permanecerá na clínica por causa da referência do seu próprio médico em indicar seu sucessor.

4) Os pacientes são beneficiados com a continuidade no atendimento por alguém que foi indicado e apresentado por seu médico de confiança.

Na perspectiva do paciente, nada melhor do que ser encaminhado por seu próprio médico para um sucessor em quem ele confie e talvez ainda esteja ao seu lado por algum tempo.

Seja qual for a maneira de se pensar em sucessão, é muito importante que se saiba o valor da clínica. O processo de sucessão tem dois pilares a serem considerados: o que o sócio que prepara um sucessor deseja para seu futuro e o valor da clínica.

É importante observar que, para que o valor possa ser determinado e avaliado, como foi explorado no Capítulo 6, a clínica deve ter um sistema de controle financeiro e contábil que esteja funcionando e realmente espelhe a sua situação econômico-financeira-tributária. Ou seja, para que as partes possam avaliar com maior grau de certeza os valores envolvidos, é fundamental, nesse processo, ter os balancetes disponíveis, fluxo de caixa (por mais simples que seja) e relatórios gerenciais para se analisar a capacidade de geração de caixa, declarações de Imposto de Renda, controles de contas a receber e a pagar, controles de glosas e do relacionamento com os convênios (produção para cada um, prazos de pagamento, número de pacientes, tipos de procedimentos e tantos outros mais), produção e remuneração dos médicos. Para tanto, é preciso olhar cuidadosamente para a gestão financeira da clínica e o fornecimento de documentação organizada e completa para a contabilidade e nos prazos exigidos. Ter um sistema de agendamento fácil de manejar, bem como um de gestão da clínica, aumenta o valor do empreendimento, pois permite a transparência em todo o funcionamento do negócio ao interessado na sucessão (o futuro sócio).

Muitas vezes, o médico fundador tem a clínica como se fosse uma pessoa da família, "um filho". Afinal, ele dedicou sua vida para se estabelecer no mercado, ter prestigio e ser considerado um profissional competente e valorizado.

Com argumentos objetivos, podemos analisar as opções de transição: qual é o valor da clínica? qual será o custo de fechamento sem qualquer preparo para a transição?

E se a opção for planejar o processo, há alguma diferença econômica?

Sim, e é bastante significativa!

Para exemplificar a diferença entre as alternativas de fechar um negócio ou promover sua continuidade através de uma sucessão planejada, seguem abaixo duas tabelas. Na que segue, observamos os custos e as despesas que permanecem após o encerramento das atividades.

ATIVIDADES	R$
Devolver o imóvel (caso seja de terceiros)	
Dispensar pessoal	
Encerrar contratos diversos	
Manter contabilidade	
Total de gastos	"x",oo

Tabela 7: fechar a clínica

• A primeira linha exemplifica o que fazer com o imóvel onde a clínica está localizada:

✓ Se for próprio, poderá ser alugado ou vendido a terceiros;

✓ Se for de terceiros, alugado, devolvê-lo nas condições contratuais (multa por devolução antecipada ou por reformas e reparos exigidos pelo locatário);

• A segunda linha refere-se aos custos trabalhistas da dispensa do pessoal que trabalhava na clínica;

• A terceira linha engloba gastos relativos a contas de água, luz, telefone, gás, provedor de Internet, manutenção e assistência técnica de equipamentos, entre outros;

• A quarta linha está associada à manutenção da contabilidade em funcionamento, uma vez que a pessoa jurídica da clínica tem obrigações tributárias e fiscais, e de repasse de informações à União, estado e município enquanto não for encerrada. A próxima tabela apresenta simulações de um processo de transição.

R$ MIL	DR. MODESTO	DR. MÉDIO	DR. SUPER
Honorários/mês	15	30	60
Lucro/mês	5	10	20
Lucro anual	60	120	240
Lucro 3 anos	180	360	720

Tabela 8: transição

Na primeira linha de valores, temos exemplos dos honorários mensais de três médicos: Dr. Modesto, Dr. Médio e Dr. Super. Na segunda linha, aparece o lucro mensal apurado de cada um deles (lucro aqui se calcula como "rendimentos totais da clínica – custos e despesas totais da clínica"). Na terceira linha, foi apontado o lucro anual (2ª linha x 12 meses).

Existem diversos métodos de avaliação de um negócio utilizados em outros setores de atividades. Assumindo o critério de valorização como sendo o valor de três anos de lucros anuais, chegamos aos números que constam na 4ª linha (no caso do Dr. Modesto, por exemplo: R$60 de lucro x 3 anos = R$180 seria o valor da clínica para uma negociação).

O que se percebe é que a diferença está entre fechar o negócio ou preparar a sucessão, de um período de gastos por um certo tempo após o fechamento e dos valores a receber pela transição do negócio, ou seja, ir do "vermelho" para o "azul".

No entanto, existe também a preparação do profissional para enfrentar uma mudança de postura tanto em sua profissão quanto nos investimentos e, enfim, em sua vida particular. É conhecida a preocupação dos médicos em cuidar dos outros, montar seu consultório ou clínica com prestígio, prestar os melhores serviços, dar atenção aos seus pacientes ao longo de sua carreira, entre outros aspectos.

Cabem, nesse momento, as reflexões de cada sócio de uma clínica: está preparado para esse processo de sucessão? Sabe o que quer fazer no futuro – médio e longo prazo – em relação à clínica e à rotina de atendimento aos pacientes? Aceitaria trabalhar com outros/novos sócios? Teria a condição de ver seus sócios tomando decisões diferentes daquelas que costumava tomar ou tratar seus funcionários e clientes de maneira diferente quando estiver trabalhando menos na clínica ou mesmo quando estiver fora dela?

Essas decisões pessoais são as que mais afetam a possibilidade de planejar a sucessão. Certamente, cada pessoa, por si só, deve tomar suas decisões e nem sempre esse é um processo fácil. Exige uma contínua reflexão e abertura para as alternativas existentes, especialmente por se ter dedicado a vida na construção de uma clínica profissional e respeitada.

Existem diversas opções para escolher seu futuro como médico e como empreendedor. Vejamos quais são:

1) Continuar como médico proprietário e preparar o futuro ao longo do tempo;

2) Parar de clinicar e sair do negócio, deixando de ser empreendedor;

3) Seguir clinicando, mas não permanecer como empreendedor, vendendo sua parte na sociedade;

4) Continuar como empreendedor – manter as cotas da sociedade - porém deixar de clinicar;

5) "Continuar do jeito que está para ver como é que fica", ou seja, deixar tudo ao "sabor do vento".

	OPÇÃO 1	OPÇÃO 2	OPÇÃO 3	OPÇÃO 4	OPÇÃO 5
Médico	SIM	NÃO	SIM	NÃO	Continua
Sócio da clínica	SIM	NÃO	NÃO	SIM	do jeito
Sugestão (exemplos)	Prepara o futuro	Vende	Continua atendendo, mas não como sócio	Para de clinicar e continua sócio	que está

Tabela 9: opções de escolha de continuidade de atividades como médico e como sócio

Associadas a essas alternativas, as possibilidades de sucessão seriam:

• Venda total das cotas e interrupção imediata ou planejada de atendimento aos pacientes, seja em consultas, exames, cirurgias ou procedimentos quaisquer;

• Venda de parte das cotas da clínica com prazos definidos e condições de saída da sociedade e do trabalho como médico;

• Venda parcial ou integral das cotas e continuidade como médico associado;

• "Ficar do jeito que está, para ver como fica".

A transição deve ser preparada. Tomar importantes decisões pessoais sobre o rumo que pretende dar aos seus negócios talvez seja a parte mais difícil:

• Quando quero parar de trabalhar? Deverá ser uma interrupção total ou pode ser uma diminuição de trabalho ao longo do tempo?

• Quero ter sócios e/ou associados?

• Qual é o perfil do(s) sócio(s) que eu gostaria de ter?

• Quais valores éticos e morais são aceitáveis?

• Quais serão as minhas funções como empreendedor(a), caso venha a ter novos sócios?

• Que valor tem a minha clínica e quanto aceitaria receber por ela?

• Em quanto tempo estou disposto(a) a realizar o processo de transição?

• Quais formas de pagamento estarei disposto(a) a aceitar?

Outros aspectos a serem considerados estão relacionados com a fase de transição, uma vez definido(s) o(s) sucessor(es):

• Qual seria a melhor forma de encaminhamento para médico e paciente?

• Qual é a expectativa dos pacientes em relação à mudança de médicos?

• Como avisar as mudanças a todos – pacientes, fornecedores, prestadores de serviços, outras clínicas? Carta, e-mail, conversa do médico nas próximas consultas...?

• Como apresentar os clientes aos novos sócios? Qual é a sua preferência e a do seu sucessor?

• Acompanhar as consultas e procedimentos?

• Repassar os prontuários?

• Atendimento conjunto?

• Quem será(ão) o(s) responsável(is) na nova situação durante a transição e na nova configuração?

Quanto aos contratos que estabelecem a relação do(s) sucessor(es) e sucedido(s), também é importante considerar:

• **Objeto da transação** - o que se pode incluir? Imóveis, equipamentos, carteira de clientes, pessoa jurídica, responsabilidade por funcionários. A definição do objeto está relacionada às garantias e responsabilidades futuras que o sócio que está saindo se obriga a manter. Usualmente, quem sai responde pelo passado trabalhista e fiscal por alguns anos. Em alguns casos, é retido um valor (exemplo: 10% do valor da transação) por esse período de tempo para cobrir eventuais passivos ocultos que venham a surgir.

• **Valores acertados** - definir exatamente que valores serão pagos e a que se referem.

• **Cronograma de pagamento** - quando os valores serão pagos.

• **Encargos, multas e demais consequências em caso de atraso nos pagamentos** - também é possível pensar e definir que tipo de consequência a falta de pagamento poderá ocasionar: perda de uma parte já paga, de direitos futuros, cancelamento de toda operação ou outras medidas quaisquer que se julgar pertinentes ao caso.

• **Tempo de permanência do sócio sucedido** - se for estabelecido que o sócio que se retira for permanecer mais tempo na clínica, será importante definir quando se dará a saída para que não haja desentendimentos ou prorrogações indesejadas por ambas as partes. Se o prazo não estiver determinado, deverá estar claro quem poderá decidir pela saída e quando.

• **Divisão de responsabilidades ao longo do tempo** - técnica, administrativa e jurídica. Com a transição, as responsabilidades devem começar a ser transferidas. Por exemplo: cadastramento nos órgãos públicos como receita federal, estadual e municipal, contas bancárias, conselhos de medicina, sociedades de especialidades e assim por diante. Esse prazo poderá ser combinado entre as partes.

• **Tributação sobre a transação** - a compra e venda de cotas e/ou de imóveis e equipamentos poderá gerar lucros e impostos, além de custos de transferência (escritura de compra e venda de imóvel e certidões, por exemplo). Será importante definir claramente de quem é a responsabilidade pelo pagamento desses custos e impostos.

• **Forma de pagamento** - existem várias possibilidades de combinações. Desde pagamento à vista, parcelas fixas ao longo do tempo, parcelas variáveis até a negociação de uso de sala, equipamentos ou da própria clínica por certo tempo, sem cobrança de aluguel ou outros custos.

• **Venda total ou parcial com participação de lucros ou em receitas** - no caso de venda parcial das cotas, poderá ser combinada a distribuição de lucros (quando ocorrerá, em que percentual e forma de pagamento, por exemplo).

• **Percentual (%) do consultório migrando proporcionalmente ao tempo ou à quantidade de pacientes** - dependendo da combinação a ser feita, a transferência das cotas poderá acontecer ao longo do tempo, mediante algum critério de repasse. Por exemplo: pagamentos realizados pelos sucessores, total de pacientes transferidos ao novo sócio, quantidade de procedimentos.

• **Cronograma da saída dos sócios** - em que prazo o sócio que está se retirando deixará de trabalhar na clínica. Poderá haver diminuição escalonada do tempo de trabalho até o momento em que o profissional encerrar definitivamente sua participação na clínica.

• **Responsabilidades técnicas, tributárias e trabalhistas das partes (passado, presente e futuro)** - é interessante buscar aconselhamento com um contador ou advogado para que as responsabilidades sejam bem definidas e estejam corretas perante as leis brasileiras.

• **Fórmulas de cálculo** - se na combinação da transição houver fórmulas de cálculo de prestações a receber do sócio que está adquirindo as cotas, ou de cálculo de lucros, ou qualquer outro valor a ser determinado para a transparência e clareza dos números, será interessante exemplificar essas fórmulas no contrato.

• **"Saída" do negócio (caso apareçam problemas inesperados na execução das combinações)** - é sempre interessante existir uma forma de encerramento do contrato caso uma das partes não cumpra o estabelecido. Por exemplo: falta ou atraso de pagamento das parcelas combinadas, assunção de riscos indesejados pelo novo sócio e com responsabilidade, pelo menos parcial, do sócio vendedor, desmandos quaisquer ou outras ocorrências que venham a causar desequilíbrios no contrato.

• **Relacionamento com terceiros** - dedicar atenção à maneira como será feita a comunicação e o relacionamento com terceiros quanto à nova situação de sócios na clínica. Deve-se estabelecer quem tomará as providências para a regularização das alterações societárias.

• **Contratos em andamento** - confirmar os contratos de maior importância para a clínica, para que não haja interrupção de fornecimento ou prestação de serviços por causa das mudanças em curso.

• Divulgação da transição para todos os envolvidos
   ✔ Funcionários;
   ✔ Pacientes;
   ✔ Hospitais, clínicas e laboratórios
   ✔ Fornecedores;
   ✔ Parceiros;
   ✔ Outros interessados no negócio.

Então, quais são os principais passos da sucessão?

• Definir o que se quer – futuro pessoal e o da clínica.

• Preparar sua clínica para passar por transição – ter seus controles, valores e operação transparentes para que os eventuais interessados na sucessão possam avaliá-la.

• Procurar sucessores ou parceiros.

• Identificar similaridades de critérios, valores e objetivos dos potenciais interessados.

• Estabelecer:

    ✔ Linhas de conduta da negociação;

    ✔ Procedimentos necessários para alcance dos objetivos;

    ✔ Cronograma de atividades;

    ✔ Responsáveis pelas atividades;

    ✔ Negociar valores, condições de pagamento.

• Redigir e assinar contrato.

• Cuidar dos lançamentos fiscais e tributários.

• Definir e implantar plano de ação – quem tomará as decisões? Quem dará a palavra final nos assuntos da clínica?

• Cumprir formalidades com CRM e outros órgãos.

• Acompanhamento do plano de ação, finanças, acordos, impostos pessoa física e jurídica.

Se decidir pela transição da clínica, procure avaliar o seu valor com critérios aceitáveis no mercado; busque associados ou compradores, conforme o perfil definido acima e inicie a negociação. Lembre-se de verificar com seu contador e advogado os aspectos tributários e fiscais da transação e se o contrato abrange os principais temas da transação.

Relembrando o que foi dito no Capítulo 5, "demore para contratar, mas seja rápido na dispensa". Vale dizer que a admissão de um sócio deve ser cuidadosa, criteriosa e sem atropelos. Outro aspecto da sucessão a ser enfatizado é a da entrada de parentes como sócios sucessores. Assim como o profissional a ser sucedido deve se questionar sobre suas preferências e decisões acerca do seu futuro, será importante saber o que esses familiares pensam e sentem a respeito da situação. Esse parente:

• Quer trabalhar na clínica?

• Quer ser sócio da clínica?

• Quer ser sócio dos outros cotistas da sociedade?

• Existem afinidades e semelhança de valores e princípios entre ele e os sócios da clínica?

• Tem objetivos convergentes em relação à clínica – futuro, gestão e posicionamento no mercado, por exemplo?

• Aceita as regras formais e informais existentes na clínica?

Será importante considerar, também, a constelação da sociedade:

• Todos os sócios têm filhos ou parentes que entrariam na sociedade no futuro? Há lugar para todos? São médicos ou de profissões que poderiam contribuir para a clínica: administradores, advogados, especialistas em informática ou em comunicação, por exemplo?

• Como existe a possibilidade de serem vários filhos ou parentes, será que a clínica comporta todos eles? Como decidir quem poderá entrar?

Aqui é necessário fazer uma análise bastante objetiva: o que a clínica, de fato, necessita? Ela tem carência de profissionais com as especializações que esses parentes têm? Esse profissional estará disposto a entrar na clínica com função específica, sendo cobrado por resultados, assim como qualquer outro colaborador da clínica? O ideal será definir um plano de carreira, com objetivos claros, resultados esperados e avaliação contínua, de tal forma que se possa fazer avaliação e verificar se há potencial para se tornar sócio da clínica também. O parentesco, por si só, não deveria ser garantia de posição de comando nem de ser sócio automaticamente.

A ideia proposta nessa parte é: **verifique se a clínica precisa do profissional antes de tentar colocá-lo por ele ser seu parente.**

Um dilema que tenho presenciado em alguns clientes é como conciliar a herança para os filhos, quando algum deles não se torna médico ou não tem interesse em trabalhar na clínica da família. O importante é estabelecer um equilíbrio que contemple a vontade de cada um de assumir riscos.

Como exemplo, tomemos a situação em que o filho médico é indicado para receber o legado relacionado à medicina (clínica, equipamentos, nome e outros valores tangíveis e intangíveis) e o outro a tudo que não for ligado à clínica, como imóveis, saldo bancário, veículos, aplicações financeiras e outros itens, já que não seguiu a carreira médica. Nessa opção, acaba-se determinando que o filho médico receberá ativos de um determinado risco e que está diretamente envolvido com seu próprio trabalho. Por outro lado, o que recebeu seu patrimônio em investimentos imobiliários ou financeiros, poderá não ter que correr o risco do negócio, mas sim enfronhar-se na administração desse patrimônio herdado.

Será que essa situação é justa? Em que medida se pode alijar um dos herdeiros de um ou outro patrimônio e com isso um ou outro risco?

A sugestão aqui é a de preparar a sucessão, dialogando com a família e entendendo com profundidade qual é o interesse e aptidão dos filhos em relação à clínica e aos outros bens. Se houver período em que as duas gerações forem trabalhar juntas, será importante determinar as responsabilidades e funções de cada um, para que não ocorram desmandos e instabilidade na gestão da clínica.

Existe uma ferramenta bastante interessante que agora está disponível no Brasil que é o **seguro de sucessão**. Trata-se um seguro de vida dos sócios, contratado pela pessoa jurídica, cujo intuito é assegurar que, em caso de falecimento do sócio, seus herdeiros e sucessores terão suas cotas adquiridas pela própria sociedade. O resultado disso é que as bases de valoração das cotas já estão definidas na contratação do seguro, sendo fundamental que a família de cada sócio tenha conhecimento da apólice e suas condições para que não existam dúvidas na hora da aquisição das cotas.

Preparar a sucessão significa ter tempo para encaminhar os assuntos pertinentes. A sucessão é o preparo para uma saída tranquila e que permite a opção de quando e como fazê-lo, maximizando o valor do patrimônio construído e propiciando tempo para a escolha das melhores alternativas de atividades para o médico empreendedor.

Conclusão

Os assuntos de sócios e sociedades não têm limites. Tudo o que foi tratado neste livro tem sua influência na vida societária e, certamente, possui relevância em sua possível continuidade.

Ter um olhar profissional para o tema é de fundamental importância, seja utilizando todas as ferramentas da administração (estabelecendo metas e objetivos, controlando o andamento econômico-financeiro da clínica, respeitando as pessoas com que se trabalha, atendendo da melhor forma possível os pacientes e seus familiares e cumprindo com todas as responsabilidades fiscais e tributárias) ou de outras disciplinas relacionadas ao funcionamento de uma clínica.

No entanto, entender que os sócios são pessoas e lidam com emoções também faz parte dessa equação de relacionamento, que é sempre um desafio a todos os envolvidos. Não se trata apenas de regras matemáticas ou lançamentos contábeis, em que os valores são absolutos e conhecidos, mas também de sensações e sentimentos que não são mensuráveis.

Não há descanso nos esforços para que as clínicas tenham continuidade em longo prazo. Aqueles que conseguirem um equilíbrio no relacionamento societário certamente terão maiores chances de sucesso.

Ser sócio de uma clínica e nela exercer sua profissão significa enfrentar muito mais desafios do que se imaginou no momento da graduação em Medicina ou demais áreas da Saúde. Significa ser um generalista em administração e, simultaneamente, um especialista no conhecimento dos riscos que ter um empreendimento representa. Isto, além de toda especialização que a profissão requer, com as novas tecnologias, novos desenvolvimentos técnicos e a qualidade no atendimento, que os pacientes requerem cada vez mais.

Espero que este livro tenha indicado caminhos para a busca de soluções societárias que os profissionais da área médica e da Saúde necessitam, e que seja um facilitador para o sucesso das clínicas no Brasil!

Glossário

A

Ações: são as parcelas que compõem o capital social de uma empresa, ou seja, as unidades de títulos emitidas por sociedades anônimas. Quando as ações são emitidas por companhias abertas ou assemelhadas, são negociadas em bolsa de valores ou no mercado de balcão. As ações representam a menor fração do capital social de uma empresa. É o resultado da divisão do capital social em partes iguais, sendo este o investimento dos donos na empresa, o patrimônio do empreendimento. Esse dinheiro compra máquinas, paga funcionários etc.

Acordo de cotistas (ou de acionistas): conjunto de critérios que estabelece direitos e obrigações, coletivas e individuais, para um grupo de pessoas que possui interesses e valores comuns através do vínculo societário, seja ele herdado ou iniciado através da livre escolha entre as partes.

Aplicações financeiras: é a compra de um ativo financeiro, na expectativa de que, no tempo, produza um retorno financeiro, ou seja, espera-se não só obter o capital investido, mas também um excedente a título de juros ou dividendos. As aplicações financeiras constituem-se num leque de investimentos com rentabilidade fixa ou variável, do tipo: fundos de investimento financeiro (FIF), certificados de depósitos bancários (CDB), letras hipotecárias, poupança entre outros.

Apólice: é um documento emitido por uma seguradora que formaliza a aceitação do risco, objeto do contrato de seguro. Nela estão discriminadas uma série de condições, como o bem ou a pessoa segurada, as coberturas e garantias contratadas, o valor do prêmio (custo a ser pago pelo contratante), assim como o prazo do contrato, entre outras.

Aportes de capital: é a injeção de dinheiro em uma empresa, feita por sócios ou terceiros, a fim de fazer frente a despesas ou a aquisições planejadas.

Aporte de recursos: similar ao aporte de capital, mas abrange também recursos não financeiros, como imóveis, conhecimento, equipamentos e recursos humanos, por exemplo.

Ativos: expressa o conjunto de bens, valores, créditos, direitos e assemelhados que formam o patrimônio de uma pessoa, singular ou coletiva, num determinado momento, avaliado pelos respectivos custos.

Ativo realizável (em longo prazo): é qualquer conjunto de bens e direitos que irão realizar-se em mais do que um ano contábil, ou seja, 360 dias contados do último dia do exercício social da data de publicação do balanço a que faz parte. Alguns exemplos clássicos são os Impostos a Recuperar, os Contratos de Mútuo (com os sócios). Outro exemplo são os empréstimos a sócios ou diretores, pois são certos direitos a receber que, mesmo pressupondo recebimento em Curto Prazo, devem ser classificados no Realizável a Longo Prazo.

B

Balancete: é um demonstrativo contábil que reúne todas as contas em movimento na empresa e seus respectivos saldos (saldos de débito/saldos devedores e saldos de crédito/saldos credores). É a relação de contas extraídas do livro razão (razonetes) da empresa, ou seja, é o conjunto de todas as contas (patrimoniais e de resultado) dos razonetes com seus respectivos saldos finais. O saldo de cada conta é representado de acordo com sua natureza (devedora ou credora), e não apenas de acordo com o grupo a que pertence.

Balanço patrimonial: é uma demonstração contábil que tem por finalidade apresentar a posição contábil, financeira e econômica de uma entidade (em geral uma empresa) em determinada data, representando uma posição estática (posição ou situação do patrimônio em determinada data). O balanço patrimonial apresenta os **ativos** (bens e direitos) e **passivos** (exigibilidades e obrigações). Ele é obrigatório a todos os empresários e sociedades, com duas exceções previstas (empresários rurais e microempresas), e sua estrutura é uma consequência das partidas dobradas aonde para um (ou mais de um) crédito existirá um (ou mais de um) débito de mesmo valor. Usualmente, tem periodicidade anual.

Base de dados: são coleções organizadas de dados que se relacionam de forma a criar algum sentido (informação) e dar mais eficiência durante uma pesquisa ou estudo. São de vital importância para empresas e, há duas décadas, se tornaram a principal peça dos sistemas de informação.

Bolsa de valores: é o mercado organizado onde se negociam ações de capital aberto (públicas ou privadas) e outros instrumentos financeiros como **ações** e **opções**. Pode ser na forma de uma associação civil sem fins lucrativos, que mantém o local ou o sistema de negociação eletrônico adequado à realização de transações de compra e venda de títulos e valores mobiliários. A bolsa deve preservar elevados padrões éticos de negociação, divulgando, com rapidez, amplitude e detalhes, as operações executadas. Sua principal função é manter transparente e adequado o local para as negociações de compras e vendas de ações.

C

Capital próprio: capital dos sócios da empresa.

Capital social: é o valor dos bens ou o dinheiro com que os sócios contribuem para uma empresa sem direito a devolução. É uma dívida da sociedade perante os sócios.

Capital de terceiros: capital de outras entidades não sócias do empreendimento – bancos, instituições financeiras, fornecedores, funcionários e outros.

Certidão negativa de débito: comprova a regularidade do sujeito passivo em relação às contribuições previdenciárias e às devidas, por lei, a terceiros, incluindo as inscrições em dívida ativa do INSS. Quando constam pendências ou dívidas, o documento emitido é a chamada **certidão positiva de débito**.

CDBs (Certificados de Depósito Bancário): são títulos nominativos emitidos pelos bancos e vendidos ao público como forma de captação de recursos. Podem ser negociados a partir de uma taxa fixa (chamados CDBs pré-fixados) de juros ou uma taxa atrelada a índices econômicos (chamados CDBs pós-fixados), como CDI, SELIC, IPCA, entre outros. Seus prazos variam de instituição para instituição e estão sujeitos à incidência de Imposto sobre Operações Financeiras (IOF) e Imposto de Renda na Fonte (IRRF).

Colegiado dos sócios: conjunto dos sócios de um empreendimento.

Constituição da sociedade: estabelecimento, criação da sociedade.

Controles gerenciais: são ferramentas importantes na geração de informações que auxiliem o processo decisório dos administradores e sócios de um empreendimento.

Cotações: preços de mercado de títulos da dívida pública, papéis de crédito, ações e mercadorias.

Cotas: são as parcelas que compõem o capital social de uma empresa, ou seja, as unidades de títulos emitidas por sociedades limitadas.

Cotistas: detentores de cotas de uma sociedade limitada.

Cronograma: é um instrumento de planejamento e controle em que são definidas e detalhadas minuciosamente as atividades a serem executadas durante um período estimado – é a distribuição planejada das fases de execução de um projeto em determinado período de tempo.

Custos fixos: são aqueles que não sofrem alteração de valor em caso de aumento ou diminuição da produção. Independem, portanto, do nível de atividade. Exemplos: limpeza e conservação, alugueis de equipamentos e instalações, salários da administração e segurança/vigilância.

Custos não operacionais: são aqueles decorrentes de transações não incluídas nas atividades principais ou acessórias que constituam objeto da empresa.

Custos operacionais: são todos os gastos realizados com o objetivo final de gerar receitas e diretamente relacionados à natureza específica dos negócios de uma empresa.

Custos variáveis: são os que variam proporcionalmente de acordo com o nível de produção ou atividades. Seus valores dependem diretamente do volume produzido ou volume de vendas efetivado num determinado período. Exemplos: matérias-primas, comissões de vendas e insumos produtivos (água, energia).

D

Decisões societárias: são as relativas aos sócios e à própria sociedade.

Decisões técnicas: são as relativas à operação da empresa.

Demonstrativo de resultados: é uma demonstração contábil que se destina a evidenciar a formação do resultado líquido em um exercício, através do confronto das receitas e custos.

Desencaixe: é o desencontro no tempo entre o saldo em caixa e contas a receber em relação às contas a pagar. Ou seja, quando faltam recursos financeiros para a liquidação das contas a pagar.

Desequilíbrio na sociedade: situação em que os sócios se sentem desconfortáveis com suas obrigações e/ou responsabilidades em relação aos seus direitos e suas remunerações.

Distribuição de lucros: equivale à remuneração do investidor, quer ele trabalhe ou não na organização. Também chamado de dividendos, o recebimento desse valor é a forma de o empreendedor ser compensado por ter seu capital empatado na firma e por ter assumido os riscos do empreendimento.

E

Empreendedor: O termo empreendedor (*entrepreneur*) tem origem francesa e quer dizer "aquele que assume riscos e começa algo novo".

F

Fator cambial: é a possibilidade das taxas de câmbio entre moedas dos países exportadores e importadores se moverem adversamente entre as datas da cotação e da liquidação de um negócio. Ou a chance de perda ou ganho resultante de uma variação nas taxas de câmbio entre moedas.

Fluxograma: é uma representação gráfica de um determinado processo ou fluxo de trabalho, geralmente apresentado por figuras geométricas. Também pode ser definido como o gráfico em que se representa o percurso ou caminho percorrido por certo elemento (por exemplo, um determinado documento) através dos vários departamentos da organização.

Fluxo de caixa (ou fluxo financeiro): é uma ferramenta que controla a movimentação de uma empresa financeira (as entradas e saídas de recursos financeiros) em um período determinado. O fluxo de caixa facilita a gestão no sentido de saber exatamente qual o valor a pagar com as obrigações assumidas, quais os valores a receber e qual será o saldo disponível naquele momento. Denomina-se **saldo** a diferença entre os recebimentos e os pagamentos.

Franquia: é o sistema pelo qual um franqueador cede ao franqueado o direito de uso da marca ou patente, associada ao direito de distribuição exclusiva ou semiexclusiva de produtos ou serviços e, eventualmente, também ao direito de uso de tecnologia de implantação e administração de negócio ou sistema operacional desenvolvidos ou detidos pelo franqueador, mediante a remuneração direta ou indireta, sem que, no entanto, fique caracterizado vínculo empregatício.

Fundos de investimentos: são condomínios que reúnem vários investidores com objetivos semelhantes em uma só carteira. Esses investidores juntam seus recursos para aplicar em ativos como ações, CDBs, títulos do governo e outros. É contratado, então, um gestor profissional, que é o responsável pelas aplicações do fundo. Em geral, são de renda fixa e de renda variável. O melhor fundo é aquele que vai deixar o investidor mais perto de seus objetivos. Assim, cada fundo tem seus riscos e retornos, e o investidor deverá escolher o que mais lhe atrai, dentro de suas possibilidades e desejos.

G

Gestão: ato de administrar ou gerenciar negócios, pessoas ou recursos, com o objetivo de alcançar metas definidas.

Gestor administrativo: pessoa que pratica a gestão de um negócio.

Giro de estoque: representa o número de vezes que cada um dos itens de estoque foi renovado dentro de um determinado período. Dizer que o giro de um estoque foi 1 durante um mês, significa dizer que tudo que havia no estoque foi vendido e reposto por produtos novos. O cálculo do giro é a somatória de tudo o que foi vendido e dividido pela média de estoque. Pode-se dizer que quanto maior for o giro, melhor.

Glosa: é o termo que se refere ao não pagamento, por parte dos planos de saúde, de valores referentes aos atendimentos, medicamentos, materiais ou taxas cobradas pelas empresas prestadoras (hospitais, clínicas, laboratórios, entre outros) e profissionais liberais da área da Saúde.

Grau de risco: grau de incerteza do retorno do investimento.

I

Indicadores de mercado: significam o que foi obtido por diversas instituições de mercado, em períodos específicos.

Indicadores de resultados: representam o que foi obtido pela instituição em função de ações passadas.

Investimento: significa, em economia, a aplicação de capital em meios de produção, visando à elevação da capacidade produtiva (instalações, máquinas, transporte, infraestrutura) em bens de capital. Em finanças, pode-se referir à compra de ativos financeiros (ações, letras de câmbio e outros papéis) caracterizando o investimento financeiro.

Investidores: pessoas físicas ou jurídicas que investem seu capital.

Insumos: bens ou serviços utilizados na produção de um outro bem ou serviço. Inclui cada um dos elementos (matérias-primas, bens intermediários, uso de equipamentos, capital, horas de trabalho etc.) necessários para produzir mercadorias ou serviços. É a combinação dos fatores de produção, diretos (matérias-primas) e indiretos (mão de obra, energia, tributos), que entram na elaboração de certa quantidade de bens ou serviços.

L

Leasing: também conhecido como arrendamento mercantil, é um contrato através do qual a arrendadora ou locadora (a empresa que se dedica à exploração de *leasing*) adquire um bem escolhido por seu cliente (o arrendatário, ou locatário) para, em seguida, alugá-lo a este último, por um prazo determinado. Ao término do contrato, o arrendatário pode optar por renová-lo por mais um período, devolver o bem arrendado à arrendadora (que pode exigir do arrendatário, no contrato, a garantia de um valor residual) ou dela adquirir o bem pelo valor de mercado ou por um valor residual previamente definido no contrato.

Letras de câmbio: são instrumentos de captação emitidos por sociedades de crédito, financiamento e investimento (financeiras), com base numa transação comercial. Funcionam como um empréstimo que o investidor faz a uma financeira em troca de uma remuneração que pode ser pré-fixada ou pós-fixada. A maioria das letras de câmbio apresenta remuneração pós-fixada, indexada ao Certificado de Depósito Interbancário (CDI).

Licenças de funcionamento: são documentos que autorizam o funcionamento de atividades comerciais, industriais, institucionais, de prestação de serviços e similares pretendidas pelo interessado.

Liquidez: refere-se à velocidade e facilidade com que um ativo pode ser convertido em caixa. Um ativo de alta liquidez é aquele que pode ser vendido rapidamente sem perda significativa de valor.

Liquidez corrente: calculada a partir da razão entre os direitos em curto prazo da empresa (caixas, bancos, estoques, clientes) e as dívidas em curto prazo (empréstimos, financiamentos, impostos, fornecedores).

Lucro líquido: diferença positiva do lucro bruto retirados o lucro operacional e o não operacional.

Lucros cessantes: prejuízos causados pela interrupção de qualquer das atividades de uma empresa ou de um profissional liberal, cujo objeto de suas atividades é o lucro. Trata-se do lucro, renda ou aumento do patrimônio frustrados por um atraso, motivado por acidente ou ato lesivo contra pessoa física ou jurídica.

M

Marketing: é a atividade inerente às instituições, bem como os processos de criação, comunicação, entrega e troca de ofertas que tenham valor para os consumidores, clientes, parceiros e sociedade em geral (*American Marketing Association*).

Mercado-alvo: é o grupo específico de pessoas ou empresas para o qual você está tentando vender seus produtos ou serviços. Para ele, a empresa irá direcionar seus investimentos e focar sua estratégia de marketing.

Mix de pacientes: composição de pacientes de uma clínica quanto à forma de pagamento das consultas, exames, procedimentos e cirurgias: particular ou plano de saúde (convênio).

O

Obrigações acessórias: também chamadas de deveres instrumentais, são as obrigações que as empresas têm de cumprir, determinadas no Código Tributário Nacional – CTN, independente do porte ou o tipo da empresa (exemplo: apresentação de declarações, preenchimento de guias, escrituração de livros, a RAIS anual, formulários virtuais, emissão de notas fiscais etc). O descumprimento de obrigação acessória sujeita o infrator à multa, de acordo com a legislação, chamada Multa Administrativa.

P

Paritário: diz-se de um organismo em que duas partes em presença são representadas em pé de igualdade.

Patrimônio investido: valores e bens que estão investidos em aplicações financeiras ou de outros tipos

Patrimônio líquido: representa as obrigações da entidade para com os sócios ou acionistas (proprietários). Indica a diferença entre o valor dos bens e direitos (ativo) e o valor das obrigações com terceiros (passivo exigível). Essa parte diferencial mede ou avalia a situação ou condição da entidade.

Parâmetro de garantia dos credores: indicador das garantias que os credores têm ao analisar o balanço de uma empresa.

Pautas predefinidas: lista de assuntos a serem tratados em reunião, que devem ser definidos com antecedência.

Performance (ou desempenho): é um conjunto de características ou capacidades de comportamento e rendimento de um indivíduo, de uma organização ou grupo de seres humanos, de animais ou de outros seres vivos, de máquinas ou equipamentos, de produtos, sistemas, empreendimentos ou processos, em especial quando comparados com metas, requisitos ou expectativas previamente definidos. Em geral, é possível expressar a performance ou o desempenho do ente que se pretende avaliar utilizando-se uma métrica, função ou índice de desempenho em relação às metas, expectativas ou requisitos previamente definidos.

Planejamento estratégico: é um processo gerencial que diz respeito à formulação de objetivos para a seleção de programas de ação e para sua execução, levando em conta as condições internas e externas da empresa e sua evolução esperada. É a mobilização de todos os recursos da empresa no âmbito global, visando atingir objetivos definidos.

Plano de carreira: consiste numa estruturação organizacional que possibilita aos colaboradores evoluir e galgar novos cargos e posições na empresa. Entretanto, um plano conciso é aquele capaz de atender tanto as necessidades da organização, quanto os anseios e ambições profissionais e pessoais do colaborador.

Plano de negócios: é um documento vivo que especifica, em linguagem escrita, um negócio que se quer iniciar ou que já está iniciado. Geralmente é escrito por empreendedores, quando há intenção de se iniciar um negócio, e também pode ser utilizado como ferramenta de marketing interno e gestão. Pode ser uma representação do modelo de negócios a ser seguido. Reúne informações tabulares e escritas de como o negócio é ou deverá ser. Deve ser constantemente atualizado para que seja útil na consecução dos objetivos dos empreendedores e de seus sócios.

Pró-labore: é uma expressão latina que significa "pelo trabalho". É a remuneração do trabalho realizado por sócio.

Protocolos de atendimento: os protocolos são basicamente documentos que formalizam o relacionamento entre o profissional de saúde (instituição) e o paciente. Eles têm por objetivo oferecer uma diretriz que oriente a conduta médica frente às doenças mais frequentes encontradas, tanto nas emergências quanto nos consultórios, além de indicar os medicamentos, exames laboratoriais e de imagem mais adequados ao quadro do paciente. O resultado dessa aplicação é um atendimento padronizado. Os protocolos buscam o melhor tratamento com eficácia comprovada e relação custo-benefício apropriada para a instituição.

Q

Quadro societário: composição de sócios de uma sociedade.

R

Receitas: são as provenientes do objeto de exploração da empresa, e classificam-se em: **receita da atividade técnica ou principal**, que diz respeito à atividade principal da empresa, como venda de produtos, mercadorias ou serviços; e **receita acessória ou complementar**, que normalmente decorre da receita da atividade principal e representa rendimentos complementares. Contabilmente, denomina-se esse grupo de receitas de "outras receitas operacionais", que devem abranger, basicamente, as receitas financeiras (juros, alugueis, rendimentos).

Remuneração do capital: consiste na retribuição ao sócio pelo investimento pessoal realizado e/ou mantido na empresa. Considerando que as cotas ou ações têm um valor patrimonial, já que representam uma parte do empreendimento, é justo que o sócio receba uma retribuição para não retirar esse investimento da empresa. A remuneração por capital é feita na forma de lucros ou dividendos, juros sobre capital próprio ou pela própria valorização da empresa, qué, embora não realizada financeiramente, representa acréscimo ao patrimônio do sócio.

Rendimento do ativo financeiro: retorno que uma aplicação financeira gera ao investidor.

Retorno do investimento: em finanças, o retorno sobre investimento (*return on investment* ou ROI) é também chamado "taxa de retorno" (*rate of return* ou ROR), "taxa de lucro" ou simplesmente "retorno". É a relação entre a quantidade de dinheiro ganho (ou perdido) como resultado de um investimento e a quantidade do dinheiro investido.

S

Saldos devedores e credores: se uma conta recebe algo ou assume o compromisso de entregar algo, é debitada; caso entregue algo ou adquira o direito de receber algo, é creditada. Os saldos são o resultado da soma dos valores devedores ou credores.

Seguro de sucessão: seguro de vida dos sócios contratado pela pessoa jurídica para que, em caso de falecimento de um sócio, sejam adquiridas as cotas de seus herdeiros pela própria sociedade.

Sistema de gestão: é uma estrutura comprovada para gerenciar e continuamente melhorar as políticas, procedimentos e processos de uma organização.

Sistema tributário: é um conjunto de disposições relacionadas na Constituição de um Estado, destinadas a regulamentar sua atividade tributária. Tais disposições delineiam os instrumentos da tributação: impostos, taxas e contribuições.

Sociedade: é um tipo de aglutinação de esforços de vários agentes, interessados nos lucros de uma atividade econômica, que exige investimentos e diferentes capacitações. É a que explora uma empresa, isto é, desenvolve uma atividade econômica de produção ou circulação de bens e serviços, normalmente sob a forma de sociedade limitada ou sociedade anônima.

Sócios: é a denominação que recebe cada uma das partes em um contrato de sociedade. Mediante esse contrato, cada um dos sócios se compromete a aportar um capital a uma sociedade, normalmente com uma finalidade empresarial. Denomina-se de sócio cada uma das partes que trabalham conjuntamente a fim de desenvolver um negócio empresarial, independente da forma jurídica utilizada.

Sócio investidor: é o sócio (ou sócia) que aporta capital para a empresa visando o retorno sobre o investimento.

Stakeholders: significa parte interessada ou interveniente. Compreende todos os envolvidos em um processo, que pode ser de caráter temporário (como um projeto) ou duradouro (como o negócio de uma empresa ou a missão de uma organização). Exemplo: cientes, fornecedores, governo, funcionários, sócios, entre outros.

Sucessão: é a preparação para uma saída profissional e tranquila da empresa e que permita a opção de quando e como fazê-lo, maximizando o valor do patrimônio construído.

T

Títulos de renda fixa: são títulos que rendem juros, como CDBs, cadernetas de poupança, fundos DI e fundos de renda fixa. Podem ser prefixados (se conhece o rendimento de antemão) ou pós-fixados (só se sabe o rendimento após o vencimento do título).

Tomada de decisão: na Administração, é o processo pelo qual se escolhe um plano de ação dentre vários outros (baseados em variados cenários, ambientes, análises e fatores) para uma situação-problema. Todo processo decisório produz uma escolha final. A saída pode ser uma ação ou uma opinião de escolha. Assim, a tomada de decisão refere-se ao processo de escolher o caminho mais adequado à empresa em uma determinada circunstância. Pode estar ligada a diversos fatores internos e externos dentro de uma determinada circunstância e deve-se considerar a repercussão que será gerada após o ato.

Turn over: rotatividade de pessoal. No contexto de Recursos Humanos, refere-se à relação entre admissões e demissões ou à taxa de substituição de trabalhadores antigos por novos em uma organização. Normalmente, é expressa em termos percentuais. Também pode ser um indicador de saúde organizacional.

V

Valor intangível: valor não concreto, mas perceptível.

Valor tangível: valor mensurável, concreto.

Referências

Álvares E, Dupas G, Lank AG, Airea A, De Vries MK, Costa RT. Governando a Empresa Familiar. Qualitymark; 2003.

Bernhoeft R, Gallo M. Governança da empresa familiar: gestão, poder e sucesso. Rio de Janeiro: Campus; 2003.

___________. Como tornar-se empreendedor em qualquer idade. São Paulo: Nobel; 1996.

Carroll L. Alice's Adventures in Wonderland. 1 ed. 1865.

Damodaran A. Avaliação de Empresas. Pearson Education do Brasil; 2007.

Daum JH. Intangible Assets and Value Creation. John Wiley & Sons; 2002.

Dornelas, JCA. Empreendedorismo: transformando ideias em negócios. Rio de Janeiro: Campus; 2001.

Eid WJr; Garcia FG. Como Fazer o Orçamento Familiar: seu guia de projetos para o futuro. Série Sucesso Profissional. São Paulo: Publifolha; 2001.

Falconi V. Colocar os dados da empresa à vista é uma boa ideia. Coluna Gestão à Vista. Revista Exame. Jun 2014. pp.97-98.

Goldratt EM, Cox J. A Meta: um processo de melhoria contínua. São Paulo: Nobel; 2003.

Lodi JB. A Empresa Familiar. São Paulo: Pioneira; 1978.

Maia M. Indicadores econômico-financeiros. Universidade Paulista (UNIP). [Internet]. [citado: 14 jul 2014]. Disponível em: <http://adm.online.unip.br/img_ead_dp/7499.doc/>.

Mello P. Guia de Sobrevivência do Empreendedor. São Paulo: Editora NR; 2005.

Shannon PP, Reilly RF, Schweihs RP. Valuing Small Businesses & Professional Practices. McGraw Hill; 1998.

Wollheim B, Marcondes P. Empreender não é brincadeira! Rio de Janeiro: Campus; 2003.

Links

Aprendendo a calcular a margem de lucro do seu produto ou serviço. Intoo [Internet]. [citado 11 ago 2014]. Disponível em: <http://intoo.com.br/blog/aprendendo-calcular-margem-lucro-produto-servico/>.

Auto de Licença de Funcionamento. Site da Secretaria Municipal de Coordenação das Subprefeituras da Prefeitura de São Paulo [Internet]. [citado 29 jul 2014]. Disponível em: <http://www.prefeitura.sp.gov.br/cidade/secretarias/subprefeituras/pracas_de_atendimento/index.php?p=13047/>.

Balancete de Verificação do Livro Razão. Só Contabilidade [Internet]. [citado 12 ago 2014]. Disponível em: <http://www.socontabilidade.com.br/conteudo/balancete.php/>.

Dicionário Aurélio [Internet]. [citado 29 jul 2014]. Disponível em: <http://www.dicionarioaurelio.com.br/>.

Dicionário Michaelis [Internet]. [citado 15 mai 2014]. Disponível em: <http://michaelis.uol.com.br/>.

Entenda a diferença entre pró-labore e distribuição de lucros. UOL Economia [Internet]. [citado 29 jul 2014]. Disponível em: <http://economia.uol.com.br/ultimas-noticias/redacao/2012/04/03/entenda-a-diferenca-entre-pro-labore-e-distribuicao-de-lucros.jhtm/>.

Fluxograma: o que é e como fazer? Oficina da Net [Internet]. [citado 29 jul 2014]. Disponível em: <http://www.oficinadanet.com.br/artigo/desenvolvimento/como_fazer_um_fluxograma/>.